FLEURS DE BACH

Pour retrouver l'équilibre intérieur

Martine Azoulai

Éditions **marie claire**

Sommaire

Que sont les Fleurs de Bach ?

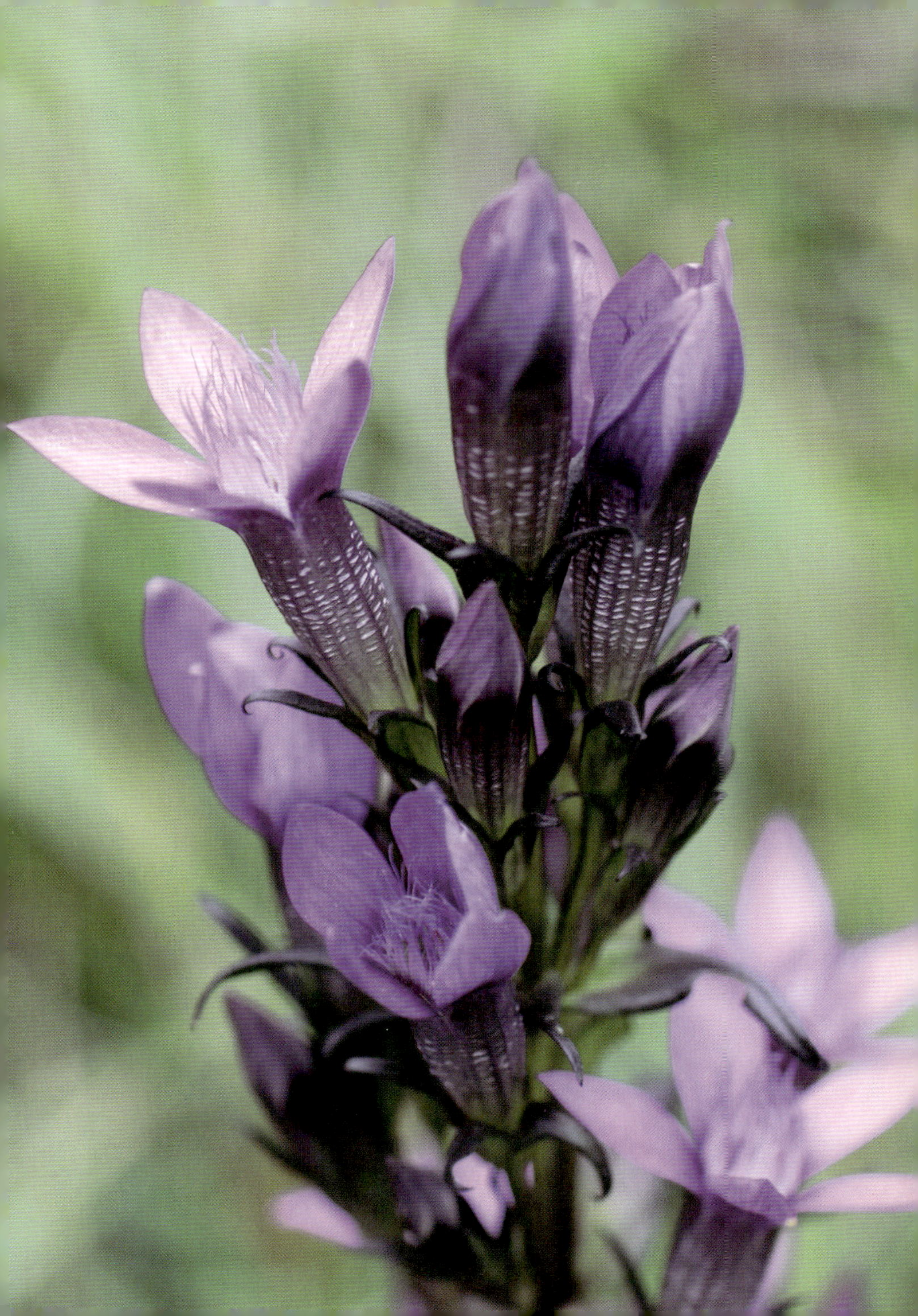

À l'origine des Fleurs de Bach

Nous sommes dans les années trente. Imaginons qu'un médecin renommé installé dans une capitale européenne – c'était Londres – décide un jour de tout quitter. Il se sépare de sa clientèle, de son domicile, de ses amis. Bactériologiste et immunologiste reconnu, il abandonne ses travaux de recherche, quitte son poste à l'hôpital et part herboriser dans la campagne.

Le choix étonne. Imaginons encore qu'il n'a désormais plus qu'un seul but, une vraie obsession. Trouver dans la nature de nouveaux remèdes, les moins nocifs possible. Il avait déjà inventé des médicaments efficaces à partir de bactéries, il n'en veut plus. Il commence alors à scruter et à tester de simples fleurs des champs. On se croirait dans un conte New Age.

Le médecin va plus loin. Il met au point d'insolites méthodes de préparation qu'il applique aux plantes sélectionnées. Les patients de son nouvel environnement sont souvent des gens simples : infirmière, marin, jardinier, paysan, secrétaire. Qu'ils soient jeunes ou vieux, ils viennent le voir pour de vrais maux de tous les jours qui leur gâchent la vie : rhumatismes, ulcères, difficultés respiratoires, urticaire, rhumes à répétition, etc. Notre homme est médecin, il sait poser un diagnostic. Mais en réalité, même s'il observe de l'œil aigu du professionnel ceux qui entrent dans la salle de consultation, il leur demande d'abord d'évoquer leurs états d'âme : sont-ils irritables, peureux jusqu'à craindre leur ombre, angoissés dès le matin... ? Et c'est à partir de leur humeur et de leur sensibilité du moment qu'il prescrit les remèdes floraux qu'il a inventés.

Pour ce docteur hors normes, la maladie est la concrétisation d'un trouble émotionnel qui évolue plus ou moins vite avant de se manifester dans une affection physique. Le bouche à oreille fonctionne. Les gens sont nombreux à se presser à sa porte, car les traitements paraissent efficaces.

Ce conte est en réalité une histoire vraie, celle d'Edward Bach, le créateur du traitement par les fleurs qui porte son nom. Il y a peut-être une part de légende ou d'exagération dans sa biographie : les témoignages proviennent de l'entourage le plus proche du docteur, acquis à sa cause et fasciné par lui.

Néanmoins, Bach a bel et bien soigné des centaines de patients avec sa thérapie florale, comme le révèlent les cas puisés dans les dossiers médicaux archivés, et relatés en 1971 par Philip M. Chancellor dans un livre devenu un classique (le *Manuel des fleurs guérisseuses du Dr Bach*). Chancellor fut l'un des premiers à introduire et vulgariser l'acupuncture en Occident. Il l'avait apprise auprès de maîtres à Taïwan et l'a transmise scrupuleusement. On peut difficilement mettre en doute la sincérité de son travail sur les fleurs de Bach.

Un soupçon d'eau où ont macéré ou bouilli des fleurs, plus de l'alcool (de préférence du cognac bio) : les élixirs de Bach sont d'une composition ultra-simple. Elles s'apparentent aux teintures alcooliques de plantes, utilisées depuis des siècles dans la phytothérapie de tradition. Leur mode de fabrication n'a jamais été secret, Bach faisait partager ses découvertes pour en faire bénéficier le plus grand nombre. Depuis son apparition au milieu des années trente – Bach est mort en 1936 –, la florathérapie a pris une ampleur considérable. Il existe des millions d'utilisateurs dans le monde. Et des centaines de nouveaux élixirs sont mis au point un peu partout. Si, de son vivant, leur inventeur les avait employés pour tout soigner, aujourd'hui, ils sont utilisés pour équilibrer nos états d'âme, en s'intéressant d'abord à ceux du moment.

☞ lire interview d'Edward Bach, p. 56
☞ lire interview de Gérard Wolf, p. 76

10 questions que tout le monde se pose sur les Fleurs de Bach

Aujourd'hui, tout le monde ou presque connaît l'expression « Fleurs de Bach », parfois sans trop savoir ce qu'elle désigne.

1 / POURQUOI LES FLEURS DE BACH S'APPELLENT-ELLES... LES FLEURS DE BACH ?

Parce qu'il s'agit bien de fleurs qui proviennent de champs, d'arbustes, d'arbres... Et qu'elles ont été sélectionnées par un médecin anglais, nommé Edward Bach. Dans les années trente, ce médecin mit au point des méthodes de préparation pour faire de ces fleurs des remèdes destinés à traiter les troubles émotionnels. Il en créa trente-huit, qu'on appelle élixirs, fleurs, remèdes ou parfois quintessences de Bach.

2 / WALNUT AU LIEU DE NOYER, ROCK ROSE POUR HÉLIANTÈME : POURQUOI LEUR NOM EST-IL SOUVENT ÉTIQUETÉ EN ANGLAIS ?

Les premiers élixirs mis au point par Edward Bach et vendus en France venaient de Grande-Bretagne. L'étiquetage des flacons se faisait naturellement en anglais. Les premiers utilisateurs ont mémorisé la liste des fleurs qui suit l'ordre alphabétique anglais et qui a même été numérotée. L'usage est souvent resté.

3 / DANS LES FLEURS DE BACH, N'Y A-T-IL QUE DES FLEURS ?

Trente-six fleurs de champs, d'arbustes, des inflorescences et des chatons d'arbres, plus un extrait de bourgeons de marronnier d'Inde et une eau dite de roche, provenant d'une source ou d'un puits naturel.

4 / POURQUOI 38 FLEURS DE BACH ?

Au cours de ses longues marches d'observation dans la campagne anglaise, le docteur Edward Bach a d'abord choisi douze plantes en considérant que chacune correspondait à un couple opposé d'états d'âme et d'attitudes par rapport à la vie : chagrin/joie, terreur/courage... Chaque fleur sélectionnée aidant à passer du négatif au positif. Il s'agissait, selon ses mots, « d'inonder la personne de la vertu opposée au défaut pour transformer ce défaut en qualité ». Il a appelé cette première série : les douze guérisseurs. Puis Bach a ajouté sept autres fleurs, appelées aides ou auxiliaires, destinées à combattre les états de mal-être chroniques. Il y a donc une première série de dix-neuf élixirs, tous préparés de la même façon. Dix-neuf autres élixirs, tous (sauf un) élaborés d'une autre manière, sont venus compléter la collection avant la mort du médecin en 1936. 19 x 2= 38.

Bach était franc-maçon, et la franc-maçonnerie s'intéresse aux structures géométriques de l'univers. Il a peut-être voulu jouer avec les nombres, le 12 est par exemple au cœur de la symbolique maçonnique. Comme il a détruit la plupart de ses notes, on ne peut en avoir la certitude.

5 / QUE SOIGNENT LES FLEURS DE BACH ?

On pourrait dire les déséquilibres de l'âme. Elles s'adressent d'abord au psychisme. Bach pensait qu'à l'origine d'une maladie, il y avait une fragilité ou un déséquilibre émotionnel. À partir du moment où il a commencé à mettre au point ses élixirs, le médecin a soigné ses patients selon leurs émotions et non plus à partir du diagnostic de leur pathologie, même si ceux qui venaient le voir avaient d'abord des soucis physiques. Lors des consultations, il questionnait et observait très finement les malades en cherchant à déterminer avec précision leurs états d'âme du moment.

6 / QUELLE EST LA DIFFÉRENCE ENTRE LES FLEURS DE BACH ET L'HOMÉOPATHIE ?

On compare parfois les fleurs de Bach et l'homéopathie car, dans les deux cas, il s'agit d'extraits très dilués. Edward Bach a d'ailleurs été un médecin homéopathe reconnu avant d'imaginer sa nouvelle méthode de soins. Quand il a commencé à mettre au point ses élixirs floraux, il a d'abord employé les méthodes de fabrication de l'homéopathie qui ne l'ont pas satisfait avant d'inventer de nouveaux modes d'extraction.

L'homéopathie se réfère à ce qu'on appelle la loi des similitudes, c'est-à-dire que la substance choisie va produire sur des hommes bien portants les symptômes de ceux de la maladie à traiter. Les fleurs de Bach, en revanche, ont pour objectif de stimuler « le bon côté » d'une personne.

En homéopathie, on utilise une large gamme de produits d'origine végétale, mais aussi animale, minérale, voire humaine et on procède à leur dilution jusqu'à atteindre des concentrations infinitésimales de la substance active. 5CH par exemple, considérée comme une basse dilution, ne correspond déjà qu'à un milliardième du produit actif. Les fleurs de Bach suivent un autre chemin. Bach a choisi deux types d'extraction : soit les fleurs sont exposées dans l'eau au soleil, soit elles sont bouillies. Dans les deux cas, c'est cette eau coupée à moitié de cognac qui sera très diluée. Elle est présente à 0,4 % dans les flacons en vente.

Même si l'homéopathie peut concerner l'équilibre psychique, son action première vise la sphère physique. À l'inverse, la thérapie par les fleurs de Bach s'intéresse à la sphère psychique et émotionnelle, même si cela peut permettre de jouer sur le physique.

7 / AUJOURD'HUI, SAIT-ON EXPLIQUER LEUR FONCTIONNEMENT?

Comme pour l'homéopathie, on en est encore aux hypothèses. Selon certaines théories, le mal-être émotionnel ou psychologique d'une personne se traduirait par des perturbations de son champ électromagnétique. Les élixirs floraux interviendraient sur ce champ. C'est l'eau – le support pour fabriquer les élixirs – qui transmettrait les informations de la plante. D'autres évoquent une action possible des fleurs de Bach sur les neurotransmetteurs, molécules sécrétées par le cerveau, et dont l'équilibre est indispensable au bon fonctionnement physique et psychique.

Pour résumer, les fleurs de Bach seraient porteuses d'éléments matériels ou immatériels encore non identifiés capables d'exercer une action sur notre psychisme, et au-delà sur notre santé. Mais la façon précise dont agit la thérapie florale reste encore à élucider.

8 / Y A-T-IL DES ÉTUDES SCIENTIFIQUES ÉTABLISSANT LEUR EFFICACITÉ ?

Très peu, notamment parce qu'il n'est pas aisé de mettre en place un vrai protocole d'étude clinique. Si on choisissait de tester un élixir, il faudrait en effet trouver des personnes dont on soit certain que cet élixir leur convienne sur une durée suffisamment longue pour mener à bien l'étude. Et il faudrait en trouver en nombre suffisant pour pouvoir constituer deux groupes, dont l'un témoin ne recevant qu'un placebo. Néanmoins, une étude clinique récente menée au Brésil en 2014 a démontré l'efficacité du remède d'Urgences en prévention du risque cardio-vasculaire sur des rats, avec étude en trois groupes, dont un témoin (*Complementary Therapies in Medecine,* août 2014).

9 / LE CHOIX DES MARQUES EST-IL IMPORTANT ?

Il existe plusieurs marques de fleurs de Bach. Comment choisir ? En s'assurant que le mode de fabrication défini par le docteur Bach est bien respecté. Il suffit de vérifier que les plantes utilisées sont sauvages ou à défaut bio, que la dilution préconisée est respectée et que le cognac (brandy) entrant dans la préparation titre à 40 °.

10 / IL EXISTE AUJOURD'HUI BIEN D'AUTRES FLEURS, MINÉRAUX, VOIRE ANIMAUX OU PAYSAGES UTILISÉS POUR FABRIQUER DES ÉLIXIRS. POURQUOI ?

Pour répondre aux nouveaux états d'âme nés de l'évolution de nos modes de vie et de notre environnement, expliquent leurs créateurs. Des gammes d'élixirs sont ainsi nées en Australie, en Écosse, en Hollande, en Alaska, au Pérou, etc. Les catalogues ne cessent de s'étoffer.
En s'en tenant aux 38 fleurs identifiées par Bach et en ajoutant le remède Urgences, on possède 39 choix que l'on peut associer de millions de manières. Si l'on considère que l'on peut prendre jusqu'à sept fleurs ensemble, on obtient 292 millions de combinaisons possibles, ce qui laisse déjà un large champ d'expérimentation.

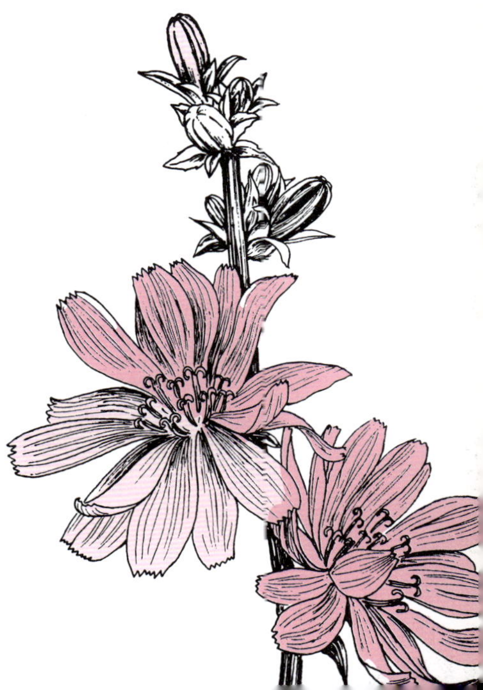

Olfaction, fleurs de Bach et huiles essentielles

En imaginant le docteur Bach déambuler dans la nature, on se demande ce qui a pu attirer son attention sur certaines fleurs plutôt que d'autres. Et en particulier si celles qu'il a choisies sont odorantes. Les parfums possèdent un atout singulier : ils court-circuitent l'intellect pour entrer directement en relation avec nos émotions. L'odorat est un sens au fonctionnement particulier : les informations olfactives recueillies sont traitées par le système limbique, siège de la mémoire et des émotions dans le cerveau. Comme les fleurs de Bach, l'odorat est en lien direct avec nos états d'âme.

Si les élixirs floraux ne sont pas parfumés, certaines des fleurs qui entrent dans leur fabrication le sont. « Les quatre plus odorantes sont les fleurs de chèvrefeuille, de clématite, d'ajonc et de marronnier blanc », remarque Gérard Wolf, fondateur d'Elixirs & co. S'ajoutent à ce quatuor, dans des notes plus légères : l'églantine, l'aigremoine, la bruyère, le pommier sauvage, le prunus, le houx, la mimule et la vigne. Ce qui est assez peu, la puissance du parfum n'est pas la caractéristique principale des fleurs des champs ou des chatons d'arbres.

L'étape de la solarisation peut néanmoins exalter certaines odeurs. C'est ce qu'a constaté un jour Gérard Wolf avec la clématite. « Selon le protocole établi par le docteur Bach, il faut plusieurs heures d'ensoleillement d'affilée pour réaliser un élixir par solarisation. Je vérifie donc toujours la météo la veille quand je prévois une fabrication. Ce que j'avais fait pour une cueillette de clématite, mais au bout de deux heures d'exposition, le soleil disparut et il me fallait recommencer. Les clématites disposées dans leur bol de verre étaient si belles que je les ai laissées jusqu'au soir dans la chambre. Quand j'y suis retourné, une merveilleuse odeur s'y déployait. Cela m'a donné l'idée d'imaginer des parfums aux fleurs de Bach, conjuguant bien-être et sensations olfactives. »

Quant à la seconde méthode d'élaboration qui nécessite l'ébullition prolongée de fleurs ou de rameaux fleuris, elle éteint tout parfum. C'est l'une des raisons qui a poussé Elixirs & Co à composer des parfums d'ambiance et d'autres produits combinant huiles essentielles et élixirs floraux. Par ailleurs, les molécules des huiles essentielles exercent également une action thérapeutique non négligeable.

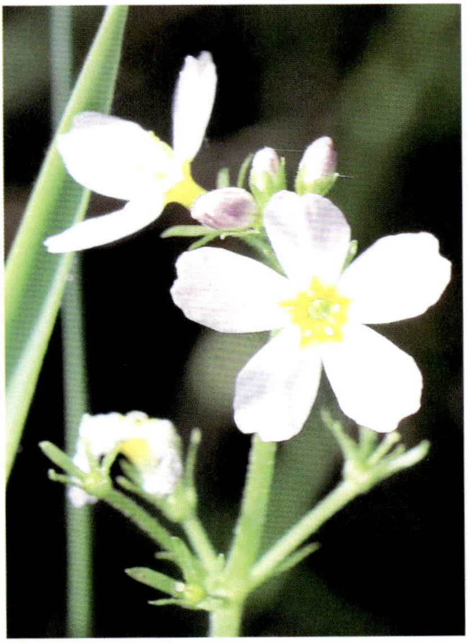

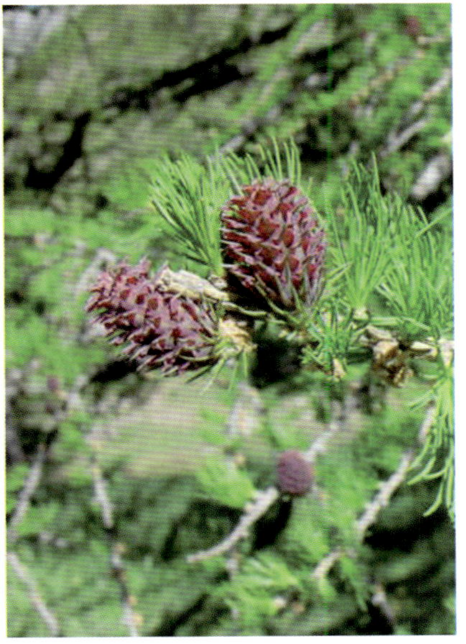

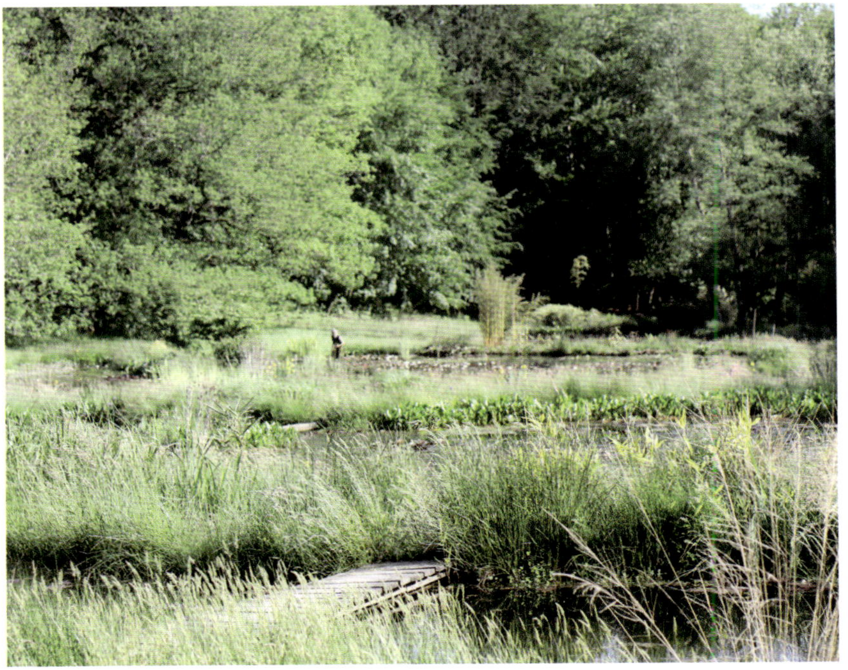

10 questions que tout le monde se pose sur le mode d'emploi des Fleurs de Bach

Les élixirs floraux sont très faciles à utiliser et tout le monde peut en prendre.

1 / PEUT-ON ASSOCIER LES FLEURS DE BACH À D'AUTRES TRAITEMENTS ?

Bien sûr. Les fleurs de Bach sont des produits naturels, composés d'eau, d'alcool, d'extraits très dilués de fleurs des champs, de bourgeons d'arbre ou d'eau de source. Ce ne sont pas des médicaments. Elles n'en perturbent pas la prise. Il n'est d'ailleurs pas question de supprimer un traitement prescrit pour lui substituer des fleurs de Bach. Elles sont d'une parfaite innocuité ; il n'y a aucun effet secondaire.

2 / PUIS-JE EN DONNER À TOUT LE MONDE, Y COMPRIS À MON CHAT OU À MES BÉGONIAS ?

Tous les êtres vivants peuvent en prendre. Il n'y a pas de contre-indication connue (en respectant les dosages préconisés), que ce soit pour les bébés, les femmes enceintes, les personnes sous traitement médicamenteux lourd. Les animaux de compagnie aussi y sont sensibles (voir p. 32 pour les suggestions). Certaines personnes les utilisent même pour soigner leurs plantes (voir p. 33).

3 / EST-CE FACILE À PRENDRE?

Oui, il suffit de diluer 4 gouttes dans un verre d'eau pour un trouble ponctuel, et de boire si possible par petites gorgées. Pour une cure de fond, compter 4 gouttes dans un verre d'eau 4 fois par jour ou 16 gouttes dans un demi-litre d'eau (ou plus) à boire dans la journée pendant 8 à 12 semaines. Quand les élixirs se présentent en spray, vaporiser 4 fois d'affilée directement dans la bouche.

4 / PEUT-ON MÉLANGER PLUSIEURS FLEURS DE BACH?

En général, on conseille d'utiliser jusqu'à sept élixirs dans un mélange, mais le docteur Bach en a parfois donné plus à ses patients.

5 / SI L'ON CHOISIT DE FAIRE UNE CURE, ELLE DURE COMBIEN DE TEMPS ?

On compte au moins trois semaines. On dit parfois que si l'on oublie trop fréquemment de prendre son ou ses élixirs, c'est que l'on n'en éprouve plus le besoin.

6 / ÇA NE MARCHE PAS SUR MOI. QUE FAIRE ?

Plusieurs raisons sont à envisager. Peut-être que le dosage n'a pas été le bon. En cas de crise aiguë, ne pas hésiter à rapprocher les prises, ce que faisait Bach pour certains de ses patients en état d'urgence. On compte en général 4 gouttes trois fois par jour, mais on peut augmenter.

L'élixir retenu n'a pas été le plus adapté à la situation. Il n'est pas toujours facile de choisir pour soi. Le plus simple est de partir de l'émotion de l'instant présent : colère, chagrin, amertume, résignation, peur, etc. et de sélectionner la fleur qui correspond à cette émotion.

En cas de non-réponse aux élixirs, il y a deux fleurs qui peuvent agir comme catalyseurs. Le houx (*holly*) pour les tempéraments actifs et l'avoine sauvage (*wild oat*) quand on se sent faible et découragé.

7 / JE N'ARRIVE PAS À CHOISIR, COMMENT ME DÉBROUILLER ?

Il y a plusieurs solutions. La plus simple : prendre un élixir composé associant plusieurs fleurs et qui permet de traiter les plaintes les plus courantes : stress, déprime, fatigue, insomnie, etc.

On peut également trouver sur Internet des questionnaires qui passent en revue nos réactions émotionnelles.

Autre piste possible : demander conseil dans une boutique spécialisée, voire prendre rendez-vous pour une consultation approfondie.

Enfin on peut s'en tenir à son feeling si on fait confiance à son intuition.

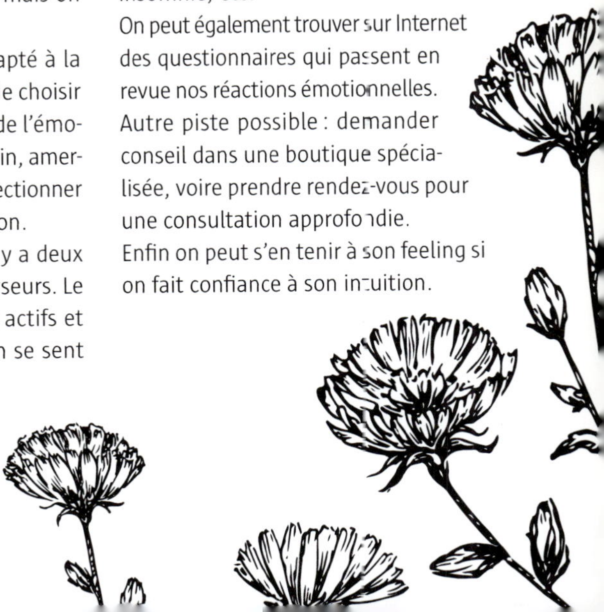

8 / JE NE SUPPORTE PAS L'ALCOOL, ET J'AI VU QUE LES ÉLIXIRS EN CONTIENNENT. DOIS-JE M'EN PASSER ?

Ce n'est pas nécessaire. Il suffit d'éliminer l'alcool en versant les gouttes dans une boisson très chaude, ce qui permet son évaporation rapide. Un élixir titre à 40 °, mais on n'en utilise que 4 gouttes diluées à chaque prise.

9 / OÙ TROUVER DES CONSEILS ?

Dans les boutiques, sur Internet, auprès de conseillères formées.

10 / LES FLEURS DE BACH SE PRENNENT-ELLES SEULEMENT PAR VOIE ORALE ?

Non, le docteur Bach les utilisait aussi en compresses et en application locale. On peut en verser quelques gouttes dans l'eau d'un bain, en vaporiser sur soi ou tout autour, en tapoter les lèvres d'une personne hors d'état d'en avaler, en passer sur les tempes, la paume des mains, la plante des pieds, les poignets (là où se trouvent des points énergétiques), en incorporer dans des crèmes de massage, des soins corporels ou pour le visage. La forme spray du composé Urgences permet de diversifier son emploi puisqu'on peut s'en servir en pulvérisations directement dans la bouche, mais aussi sur une zone corporelle. Elle convient bien également à ceux qui rechignent à prendre des gouttes. Certains chercheurs ont déterminé des correspondances entre des points du corps et les élixirs.

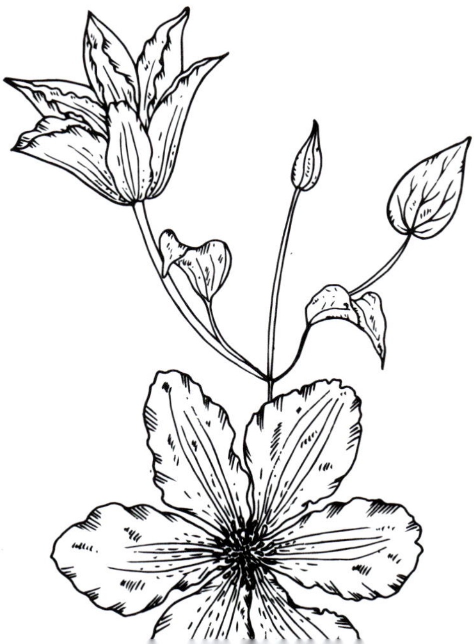

Les suggestions pratiques de conseillères en fleurs de Bach pour l'utilisation des élixirs

« 90 % des personnes qui viennent en boutique arrivent en état de crise, ouverte ou sous-jacente. Elles cherchent un soulagement rapide, ce que leur apportent les élixirs composés », constate Claire, conseillère en fleurs de Bach. « Parmi les plus demandés, on trouve Urgences, Sommeil, Stress, Confiance, Lâcher-prise. Les clients arrivent avec une plainte, physique ou pas. Je leur explique que les fleurs de Bach ne sont pas des médicaments. En revanche, elles vont les aider à retrouver leur calme, ce qui leur permettra de prendre eux-mêmes les bonnes décisions », poursuit-elle.

Mais quand on souhaite du sur-mesure, parce qu'on a l'impression de ne se retrouver dans aucune des problématiques courantes, comment sélectionner au mieux les élixirs ? C'est la question clef, celle qui décourage souvent quand on contemple les flacons des 38 fleurs de Bach disposés sur un présentoir.

Le conseil le plus fréquent est de lire ce qui concerne chaque élixir unitaire (on trouve les descriptions dans des livres, sur Internet, dans les brochures des différentes marques...) puis de sélectionner celui (ceux) qui correspond le mieux à notre état d'esprit du moment à travers le portrait qui en est fait.

« "Mais je me reconnais dans tout !", soupirent souvent les personnes à qui j'ai suggéré cette démarche », constate la conseillère. « Je les invite alors à se poser deux questions : trouver ce qui, dans leur fonctionnement ou leurs émotions, les dérange le plus. Déterminer ce qu'elles souhaiteraient améliorer en premier, puis choisir les élixirs à partir de ces deux problématiques. »

Si cela ne fonctionne pas, on peut aussi suivre la suggestion d'Edward Bach expliquée par son assistante Nora Weeks. Il proposait de se demander quelle était la qualité qui attirait le plus chez les autres, et quel était le défaut qui dérangeait le plus, toujours chez les autres, puis de sélectionner les élixirs en fonction.

Les deux classements des Fleurs de Bach

1 / LES TROIS GROUPES (PAR ORDRE DE DÉCOUVERTE)

Les élixirs de Bach peuvent aussi être classés en trois groupes. Ils sont liés à l'ordre dans lequel Bach a découvert les fleurs et s'ordonnent ainsi :

• **Les douze guérisseurs** – on appelle ainsi les douze premiers élixirs préparés par le docteur Bach. Il s'agit (par ordre alphabétique) de l'aigremoine, de la centaurée, de la chicorée, de la clématite, de la gentiane, de la gnavelle, de l'hélianthème, de l'hottonie des marais, de l'impatiente, de la mimule, du plumbago et de la verveine.

Tous sont obtenus selon la méthode de solarisation (voir interview de Gérard Wolf, p. 76). Le docteur considérait que chacun correspondait à un caractère-type développé depuis la naissance (on naît aigremoine, verveine ou plumbago). Caractère dont on peut incarner les qualités mais aussi les défauts. Les douze guérisseurs concernent aussi ceux qui vivent de façon passagère ces émotions et ces états d'âme.

• **Les sept aides ou auxiliaires :** c'est le nom donné aux sept plantes choisies par Bach à la suite de sa découverte des douze guérisseurs. Il s'agit de l'ajonc, de l'avoine sauvage, de la bruyère, du chêne, de l'eau de roche, de l'olivier et de la vigne. Bach considérait que cette série concerne les émotions et les états d'âme installés de façon chronique. Un exemple : on ne naît pas épuisé, on le devient quand la fatigue s'installe durablement, ce qui correspond à l'état que traite l'élixir olivier. Comme dans le cas des douze guérisseurs, les auxiliaires s'adressent également à ceux qui vivent ces émotions et ces états d'âme de façon passagère.

• **Les dix-neuf élixirs restants :** tous sont obtenus par la technique de l'ébullition, sauf le marronnier blanc. On y trouve le bourgeon de marronnier, le charme, le châtaignier, le chèvrefeuille, la dame d'onze heures, l'églantine, le hêtre, le houx, le marronnier blanc, le marronnier rouge, le mélèze, la moutarde, le noyer, l'orme, le pin, le pommier sauvage, le prunus, le saule et le tremble. Bach les a destinés à soulager les réactions engendrées par des traumatismes émotionnels, récents et anciens.

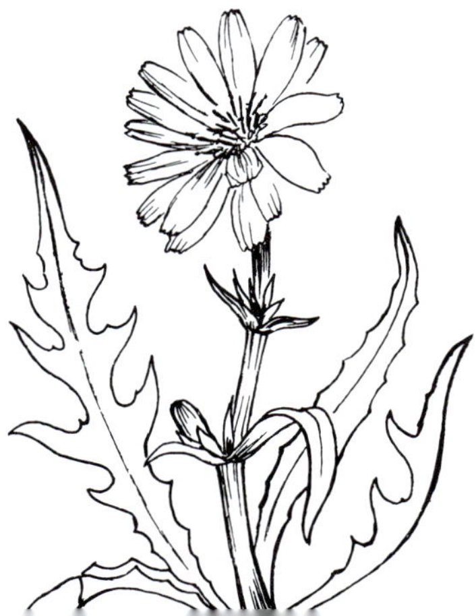

Comprendre les élixirs composés

En analysant certaines émotions, on découvre qu'elles ont plusieurs facettes, ce qu'on ne déchiffre pas toujours facilement soi-même. Les composés qui associent plusieurs élixirs dans un même flacon permettent de les prendre en compte sans se lancer dans de longues séances d'introspection. Il existe aujourd'hui de nombreuses gammes. Privilégiez celles qui précisent leur composition, ce qui permet d'en décrypter le mode d'action.

Deux exemples pris dans la gamme d'Elixirs & Co :

L'élixir composé Sommeil renferme de l'élixir dame d'onze heures (*star of Bethleem*), qui réconforte et aide à récupérer des chocs émotionnels, même anciens. Du marronnier blanc (*white chestnut*) qui apaise les esprits tournant sans arrêt les mêmes idées en boucle. Du marronnier rouge (*red chestnut*) qui permet de moins s'inquiéter pour les autres. Du tremble (*aspen*) actif sur les peurs floues et de la verveine (*vervain*) pour faire retomber la pression d'un mental surmené.

L'élixir composé Énergie contient de la centaurée (*centaury*), destinée à ceux qui en font trop pour les autres, du charme (*hornbeam*) qui facilite le redémarrage, du chêne (*oak*), qui ravive l'endurance, de l'églantine (*wild rose*) pour sortir de la résignation et renouer avec la joie de vivre ainsi que de l'olivier (*olive*) qui lutte contre l'épuisement.

Une suggestion de protocole avec les élixirs composés pour passer d'une situation d'urgence à un traitement de fond : démarrer par Urgences, pour apaiser l'état de crise, avant d'envisager un traitement de fond.

2 / LES SEPT GROUPES D'ÉTATS ÉMOTIONNELS

Edward Bach a classé les 38 élixirs en sept groupes d'états émotionnels : la peur, le doute, le désintérêt, la solitude, l'hypersensibilité, le découragement et l'altruisme exacerbé.

PEURS ET INSÉCURITÉ

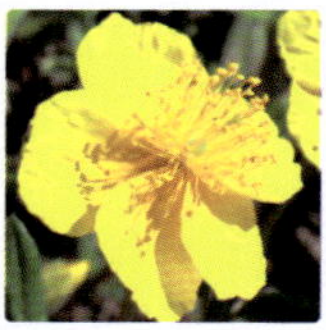

Hélianthème *(rock rose)*
Peurs fortes, panique, terreurs. Apporte l'apaisement, favorise le courage d'affronter.

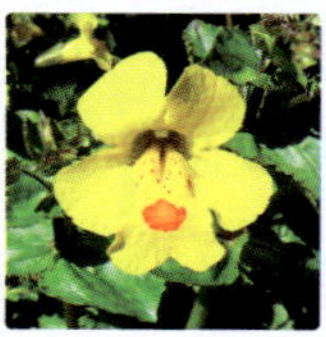

Mimule *(mimulus)*
Peurs définies : du noir, des serpents, etc. Permet d'affronter ses peurs quotidiennes.

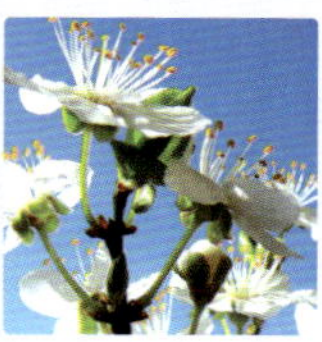

Prunus *(cherry plum)*
Peur de perdre le contrôle ou d'accomplir des actes horribles. Aide à retrouver le calme intérieur.

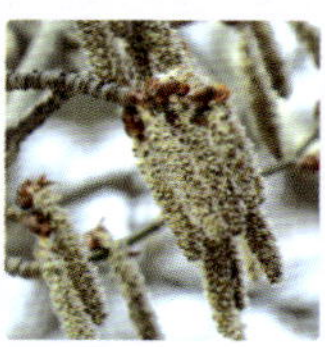

Tremble *(aspen)*
Appréhensions, prémonitions vagues, angoisses mal définies. Pour avancer avec confiance.

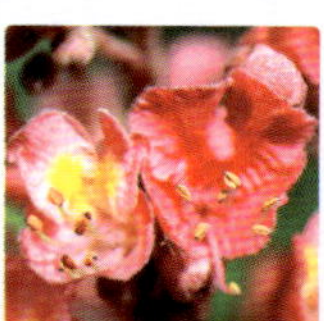

Marronnier rouge *(red chestnut)*
Inquiétudes et souci pour les autres. Contribue à relativiser et à se recentrer plus sur soi.

DOUTES ET INCERTITUDES

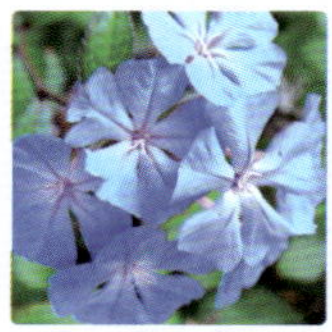

Plumbago *(cerato)*
Sensation d'être très influençable. Favorise l'affirmation de soi.

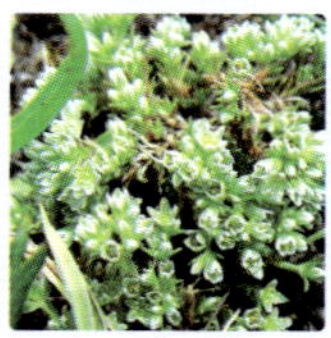

Gnavelle annuelle *(scleranthus)*
Indécision, humeurs changeantes. Encourage l'esprit de décision.

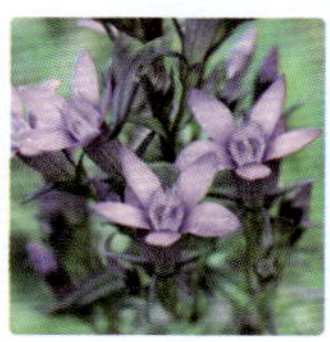

Gentiane *(gentian)*
Doutes, pessimisme, découragement. Vers un retour à l'optimisme.

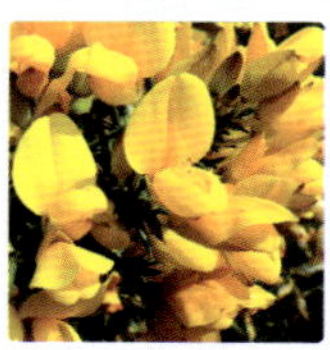

Ajonc *(gorce)*
Résignation.
Pour un regard plus positif.

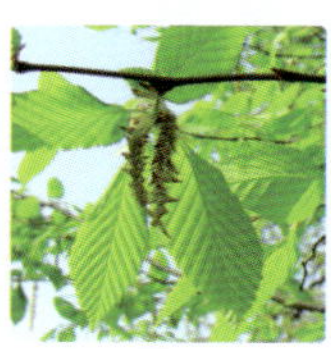

Charme *(hornbeam)*
Manque d'allant. Favorise la vivacité d'esprit.

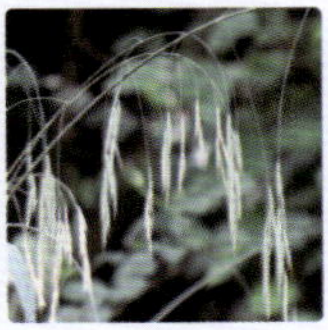

Avoine sauvage *(wild oat)*
Insatisfaction, trop d'objectifs à atteindre. Pour mieux fixer ses buts et les moyens d'y arriver.

MANQUES D'INTÉRÊT

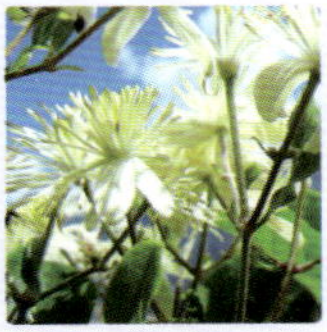

Clématite *(clematis)*
Rêveries, distraction, dans la lune. Facilite la concentration.

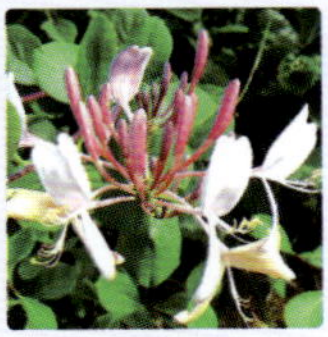

Chèvrefeuille *(honeysuckle)*
Nostalgie du passé. Pour renouer avec l'instant présent.

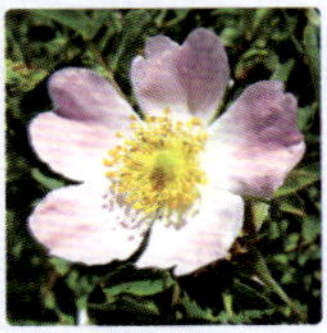

Églantine *(wild rose)*
Vie sans plaisir, sans centres d'intérêt. Retrouver le goût de vivre.

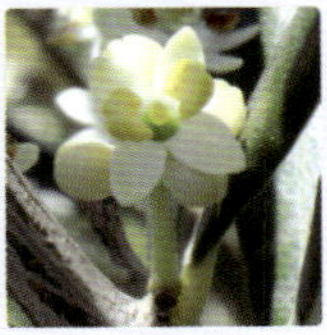

Olivier *(olive)*
Lassitude. Pour regagner de l'énergie physique et mentale.

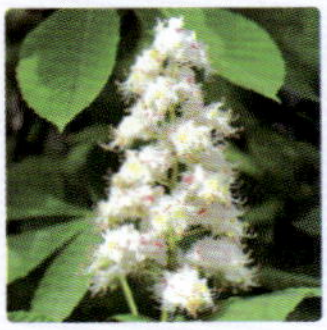

Marronnier blanc *(white chestnut)*
Irrésolution, impression de tourner en rond. Pour favoriser le calme mental.

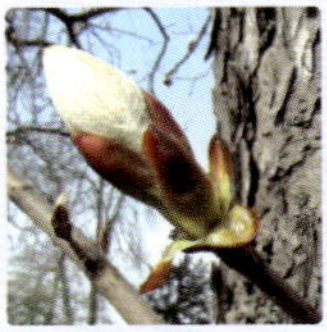

Bourgeons de marronnier *(chestnut bud)*
Répétition des mêmes erreurs. Stimulation de l'attention.

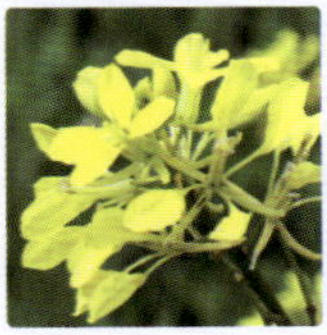

Moutarde *(mustard)*
Tristesse sans raison précise. Pour disperser les nuages noirs et se remettre dans le flux de la vie.

SOLITUDE

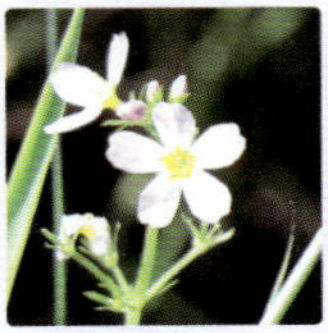

Hottonie des marais *(water violet)*
Attitude orgueilleuse, distante. Pour plus d'accessibilité aux autres.

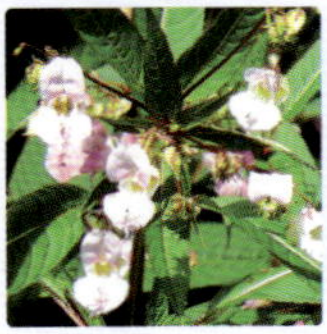

Impatiente *(impatiens)*
Irascibilité, nervosité. Pour plus de détente et de patience.

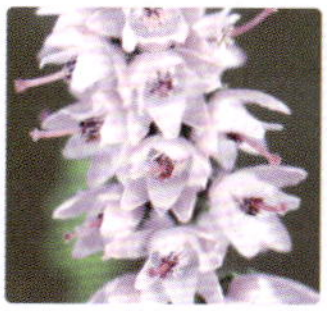

Bruyère *(heather)*
Égocentrisme, trop centré sur soi. Favorise une meilleure écoute.

VULNÉRABILITÉ, ÉMOTIVITÉ (HYPERSENSIBILITÉ)

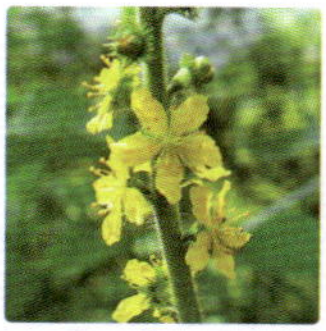

Aigremoine *(agrimony)*
Jovialité qui cache une sensibilité et des souffrances intérieures. Favorise une meilleure expression de soi.

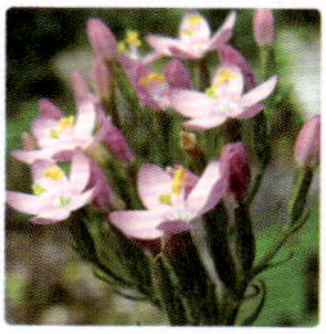

Centaurée *(centaury)*
Timidité, soumission. Aide à mieux suivre son propre chemin.

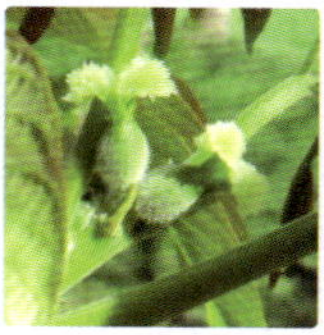

Noyer *(walnut)*
Sensibilité, vulnérabilité. Meilleure protection de son espace intérieur pour oser se lancer dans l'inconnu.

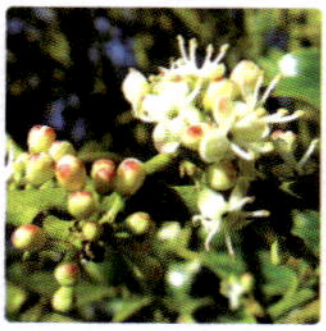

Houx *(holly)*
Jalousie, comportement destructif. Contribue à éloigner colère et envie.

TRISTESSE ET DÉPRIME, DÉCOURAGEMENT

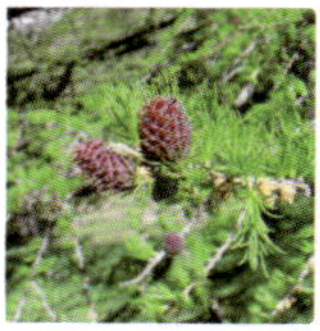

Mélèze *(larch)*
Sentiment d'infériorité par rapport aux autres. Favorise la confiance en soi.

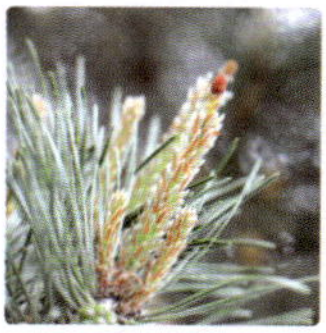

Pin sylvestre *(pine)*
Regard autocritique, se sentir responsable de tout. Contribue à lever le poids de la culpabilité.

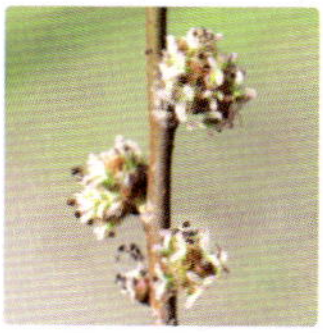

Orme *(elm)*
Sensation passagère d'être submergé, de ne plus être à la hauteur. Retrouver la confiance en soi.

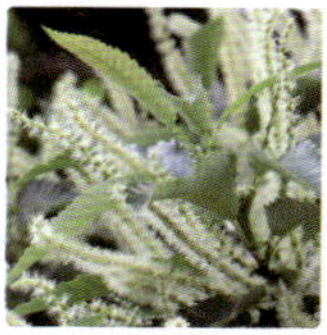

Châtaignier *(sweet chestnut)*
Désespoir. Pour redynamiser le mental, mieux accepter une situation sans sombrer.

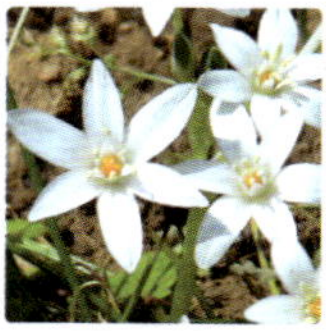

Dame d'onze heures *(star of bethleem)*
Choc, chagrin, bouleversement émotionnel.
Favorise la consolation et l'apaisement.

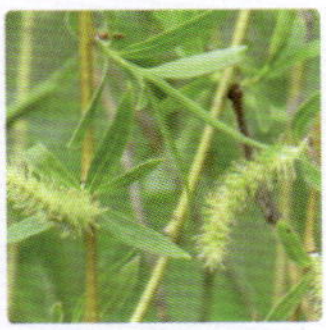

Saule *(willow)*
Ressentiment, amertume. Pour mieux se prendre en charge et quitter l'habit de victime.

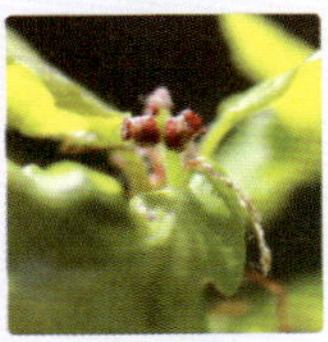

Chêne *(oak)*
Difficulté à décrocher, suractivité. Invite au lâcher-prise.

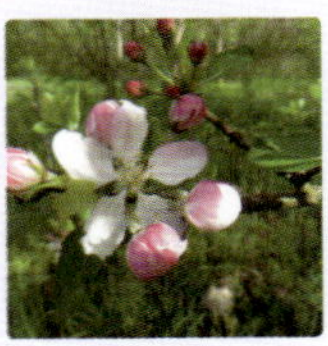

Pommier sauvage *(crab apple)*
Vite dégoûté, impression de se sentir sali, pas net. Pour mieux s'accepter, ne plus se bloquer sur des détails.

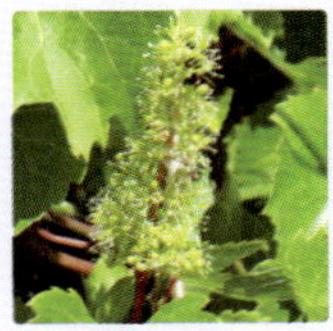

Vigne *(vine)*
Autoritarisme, dirigisme. Aide à ouvrir le dialogue, et à plus de souplesse dans les relations.

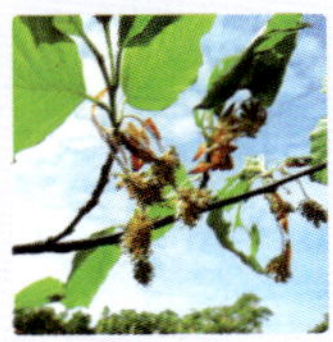

Hêtre *(beech)*
Esprit intolérant, attitude critique.Pour plus de tolérance et de bienveillance.

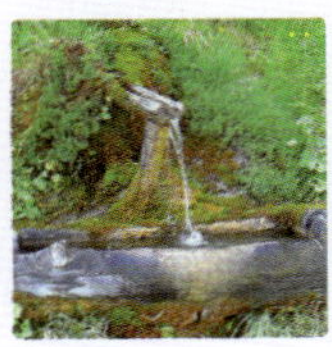

Eau de roche *(rock water)*
Rigidité, attitude stricte. Pour plus de spontanéité et de souplesse dans le comportement.

RELATIONNEL DIFFICILE, ALTRUISME EXACERBÉ

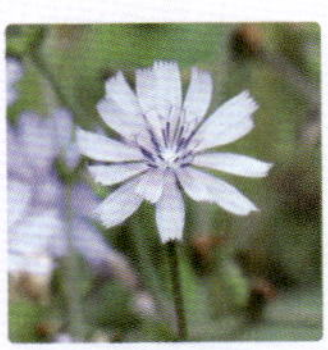

Chicorée *(chicory)*
Attitude possessive, avidité affective. Favorise la vraie générosité du cœur.

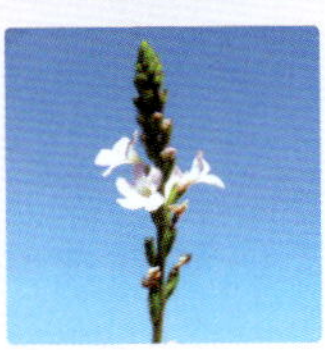

Verveine *(vervain)*
Stress, insistance, emportements. Pour un retour vers le calme.

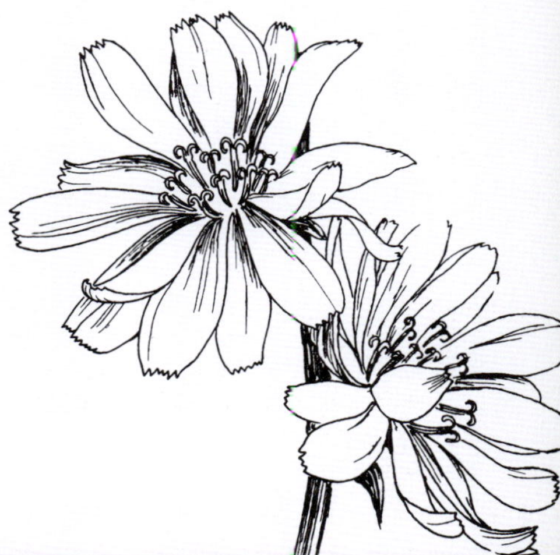

Quelques exemples de cas concrets...

1 Ma fille doit passer son permis qu'elle a déjà raté trois fois. Son frère se moque d'elle, elle passe ses nerfs sur moi, du coup, mon mari rentre tard le soir pour éviter l'ambiance électrique à la maison.

• **Pour la fille :** élixir composé Concentration (bourgeons de marronnier, charme, chèvrefeuille, clématite, églantine, gnavelle annuelle, marronnier blanc) qui contient notamment l'élixir unitaire bourgeons de marronnier destiné à se dégager des échecs à répétition, de l'églantine pour sortir de la résignation, et du charme pour relancer l'énergie. Elle ajoutera le spray Urgences à vaporiser dans la bouche la veille et le jour de l'examen, avant de monter dans la voiture. Elle peut également apaiser son mental avec les pastilles Stress.

• **Dans la maison :** vaporiser le parfum d'ambiance Conflits (chicorée, hêtre, houx, impatiente, saule, verveine, vigne) pour pacifier l'atmosphère.

• **Pour la mère qui veut rester zen :** élixir composé Stress (aigremoine, chêne, impatiente, marronnier blanc, pin, pommier sauvage, verveine), avec, entre autres, de l'aigremoine quand on cache ce qui va mal par de la jovialité et du chêne qui favorise le lâcher-prise.

2 Mon fils de trois ans fait caprice sur caprice et n'arrive pas à s'endormir. Je ne parviens pas à le calmer, je finis toujours par en pleurer, d'autant que ma belle-mère répète en boucle à mon mari que je suis nulle.

• **Pour le fils :** on choisit l'élixir composé Lâcher-prise (chicorée, eau de roche, hêtre, hottonie des marais, houx, saule, vigne) pour apaiser ses caprices, 4 gouttes dans l'eau du bain. On peut également disperser les gouttes d'élixir dans une boisson chaude pour faire évaporer l'alcool. Masser doucement les pieds de l'enfant le soir avec une noisette de crème SOS (Urgences) en y ajoutant 4 gouttes de l'élixir mimule (contre la peur de la séparation d'avec la maman). On vaporise dans la chambre le parfum d'ambiance Urgences pour le rassurer.

• **Pour la mère :** elle peut prendre l'élixir composé Énergie en gouttes, spray ou roll-on car il contient de l'églantine (pour lutter contre la résignation), de l'olivier (anti-fatigue), de la centaurée (quand on se laisse dominer) et du charme (manque d'allant).

• **En complément parfumé,** l'eau de toilette et le gel douche bio Allégresse renferment également les fleurs du composé Énergie.

• **Pour la maison (surtout quand la belle-mère y vient !),** on vaporise la brume de bien-être Urgences pour calmer l'ambiance.

3 Je travaille trop, trop tard, ma femme aussi, et ni l'un ni l'autre n'arrivons à décrocher. Nous sommes trop fatigués pour tout ou presque : faire le point sur nos vies devenues parallèles… ou même accorder du temps aux câlins.

• **Pour réveiller la vitalité :** ils peuvent choisir l'élixir composé Énergie (centaurée, charme, chêne, églantine, olivier) renfermant du chêne (*oak*), qui aide ceux qui ont du mal à décrocher du travail et de l'olivier (*olive*) qui lutte contre l'épuisement.

• **Pour retrouver le chemin du désir,** l'élixir composé Libido (charme, églantine, gentiane, impatiente, mélèze, pin, pommier sauvage) avec du charme contre l'épuisement mental et la tendance à tout remettre au lendemain et de l'églantine contre la routine. Dans la chambre, une vaporisation de la brume de bien-être Énergie qui renferme aussi des huiles essentielles au parfum pétillant tonifiera l'atmosphère.

4 Je dors très mal, j'essaie d'éviter les somnifères, mais parfois je craque et j'en prends, j'en ai assez de ces nuits blanches. Je ne sais plus quoi faire.

Essayez l'élixir composé Sommeil (dame d'onze heures, marronnier blanc, marronnier rouge, verveine, tremble) avec du marronnier blanc pour lutter contre les pensées en boucle, et de la verveine qui apaise le mental : 4 gouttes le soir dans un verre d'eau, ou si c'est insuffisant, 16 gouttes dans un demi-litre d'eau à boire dans la journée, ou 4 gouttes quatre fois par jour. Vaporisez le parfum d'ambiance Sommeil dans la chambre avant d'aller au lit. En cas d'abus de somnifères, ajoutez l'élixir composé Détox (aigremoine, eau de roche, orme, olivier, pommier sauvage, verveine), avec de l'aigremoine contre les addictions.

5 J'essaie de maigrir mais dès que j'ai une contrariété, je craque : croissants, tablette de chocolat, Nutella, tout y passe. Et j'en suis à mon cinquième régime.

L'élixir composé Minceur (bruyère, centaurée, chicorée, eau de roche, plumbago, prunus, verveine) aide à mieux tenir ses (bonnes) résolutions. Il renferme notamment de la centaurée, destinée à donner plus de détermination et du plumbago, pour plus d'assurance.

• **Quand on se sent sur le point de craquer,** appliquer sur les poignets en respirant son parfum le roll-on Minceur qui renferme des huiles essentielles aux notes d'agrumes rassurantes associées aux fleurs du composé.

6 J'ai envie de changements radicaux dans ma vie, maintenant que mes enfants sont élevés. Mais dans le fond, je ne sais pas trop quoi faire…

J'essaie l'élixir composé Maturité (charme, églantine, hélianthème, marronnier rouge, noyer, tremble) qui renferme notamment du noyer, une aide pour mieux vivre les changements, du charme pour relancer l'énergie et de l'églantine pour la joie de vivre. Et je vaporise autour de moi du parfum d'ambiance Énergie qui renferme également, parmi d'autres fleurs, du charme et de l'églantine.

7 Mon chef s'est mis à me harceler, je me sens isolée dans mon travail, mon moral est en train de dégringoler.

Je prends en cure de trois semaines au moins l'élixir composé Déprime (ajonc, châtaignier, dame d'onze heures, églantine, gentiane, moutarde, saule) avec notamment de la gentiane contre le découragement et de la dame d'onze heures contre la déstabilisation due au harcèlement. Pour soutenir le moral, je passe régulièrement dans la journée du roll-on Énergie sur les poignets. Et si c'est possible, je vaporise sur mon lieu de travail le parfum d'ambiance Stress (aigremoine, chêne, impatiente, marronnier blanc, pin, pommier sauvage, verveine) avec des huiles essentielles déstressantes. Tout le monde en profitera.

8 Nos proches nous offrent un voyage aux Antilles pour nos vingt ans de mariage. C'est très gentil mais… j'ai un peu peur de l'avion, et puis il y a plein de moustiques là-bas et en plus il va faire très chaud.

• **Pour apaiser l'appréhension du voyage,** je commence à prendre une semaine avant le départ l'élixir composé Voyages (charme, chèvrefeuille, gnavelle, noyer, olivier, orme, tremble) qui contient notamment du tremble contre les peurs diffuses et du noyer qui apporte une sensation de protection. Et je continue sur place si nécessaire. Pour lutter contre une vision négative des choses, je peux ajouter l'élixir gentiane (*gentian*).

9 Je dois passer une mammographie, je suis morte de trouille, je suis sûre d'avoir quelque chose de grave.

Je vaporise directement dans la bouche du spray Urgences la veille voire les jours qui précèdent et le jour même, avant de passer la radio.

• **En cas de peur panique,** on peut utiliser l'élixir unitaire Hélianthème (*rock rose*) présent dans l'élixir composé Urgences et, contre les peurs identifiées, l'élixir unitaire Mimule.

10 Je voudrais bien arrêter de fumer, mais ce n'est jamais le bon moment.

Je fais une cure de l'élixir composé Stop-tabac (aigremoine, bourgeons de marronnier, centaurée, impatiente, noyer, orme, prunus) avec notamment des bourgeons de marronnier utiles contre les échecs à répétition, si on a déjà essayé d'arrêter, et du prunus quand on a les nerfs qui frisent à l'idée de ne plus jamais devoir allumer une cigarette. Chaque fois que je me sens au bord de craquer, je passe du roll-on Stress sur les poignets et derrière le lobe des oreilles pour apaiser la fébrilité.

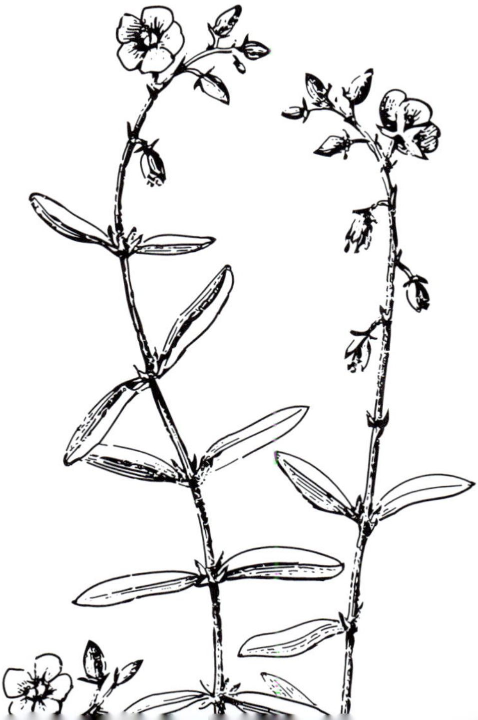

Cinq panoplies utiles

PANOPLIE POUR LES ENFANTS

• **Pour les bébés,** se contenter de les masser doucement au moment du change sur le plexus, aux pieds, aux bras avec la crème SOS (Urgences).

Pour les enfants, les fleurs de Bach se prennent à raison de 4 gouttes plusieurs fois par jour (3 fois suffisent en général), à diluer dans une boisson chaude pour faire évaporer l'alcool. Ou 4 gouttes à disperser dans l'eau du bain quand l'enfant est très jeune.

• **Enfant capricieux :** quand il est prisonnier de ses idées fixes : élixir composé Lâcher-prise (chicorée, eau de roche, hêtre, hottonie des marais, houx, saule, vigne). Avec égocentrisme : bruyère (*heather*).

• **Enfant craintif :** pulvériser le parfum d'ambiance Urgences dans la pièce où se trouve l'enfant, voire dans sa chambre, pour une atmosphère sécurisante. Lui donner les élixirs composés Confiance (avoine sauvage, centaurée, gentiane, gnavelle, orme, mélèze, plumbago) et Peurs (aigremoine, bruyère, hélianthème, marronnier rouge, mimule, prunus, tremble). Lui passer sur les poignets et lui faire respirer le Roll-on Urgences en cas de peur soudaine (enfant au-dessus de douze ans).

• **Enfant agité, nerveux, ou même brutal :** vaporiser le parfum d'ambiance Conflits ou Enfants pour apaiser l'atmosphère. Lui donner les élixirs composés Colère (chicorée, hêtre, houx, impatiente, saule, verveine, vigne) et Urgences. Lui passer sur les poignets et lui faire respirer le roll-on Urgences si nécessaire (à partir de douze ans).

• **Enfant qui dort mal :** vaporiser le parfum d'ambiance Urgences dans la chambre pour rassurer. Lui donner à boire plusieurs fois dans la journée 4 gouttes de l'élixir composé Sommeil, et en cas de cauchemars, 4 gouttes de l'élixir composé Peurs avant d'aller au lit. « *Le coucher, c'est le moment de la séparation avec la mère. C'est rare, les bébés insomniaques, il s'agit plutôt d'une angoisse que d'un problème de sommeil. Quelques gouttes de l'élixir mimule dans l'eau du bain pour apaiser* ». (Catherine, conseillère en fleurs de Bach)

• **Enfant timide :** élixirs composés Confiance (avoine sauvage, centaurée, gentiane, gnavelle, orme, mélèze, plumbago) et Timidité (aigremoine, bruyère, mélèze, mimule, marronnier rouge, noyer, plumbago).

• **Enfant jaloux :** parfum d'ambiance Conflits à vaporiser dans les pièces à vivre. Élixir composé Colère (chicorée, hêtre, houx, impatiente, saule, verveine, vigne).

• **Enfant stressé :** parfum d'ambiance Stress à vaporiser dans les pièces à vivre. Élixir composé Stress (aigremoine, chêne, impatiente, marronnier blanc, pin, pommier sauvage, verveine) à associer si nécessaire avec le roll-on Stress (au-dessus de douze ans).

• **Enfant distrait, peu attentif :** élixir composé Concentration (bourgeons de marronnier, charme, chèvrefeuille, clématite, églantine, gnavelle, marronnier blanc).

• **Enfant dans la peine :** élixir composé Déprime (ajonc, châtaignier, dame d'onze heures, églantine, gentiane, moutarde, saule), à associer si nécessaire avec le roll-on Déprime (au-dessus de douze ans). Élixir composé Urgences pour vite apaiser un chagrin, avec une vaporisation éventuelle du parfum d'ambiance Urgences.

• **Enfant qui vit de grands changements** (déménagement, changement d'école, séparation des parents) : parfum d'ambiance Urgences à vaporiser dans la maison. Élixirs unitaires chèvrefeuille (*honeysuckle*), noyer (*walnut*) ou l'élixir prêt à l'emploi Rupture.

• **Adolescents en crise** (rébellion, doutes existentiels, etc.) : élixir composé Ados (avoine sauvage, houx, gentiane, mélèze, mimule, impatiente, vigne).

LES SUGGESTIONS DE CLAIRE, CONSEILLÈRE EN FLEURS DE BACH :

• Pour les petits, ajouter 2 gouttes de l'élixir composé choisi dans une noisette de crème SOS (Urgences) et en masser le plexus.

• En cas d'agitation ou d'énervement, les pastilles à la fraise Enfant Calme sont très appréciées… y compris des adultes en substitution des pastilles Stress s'ils n'apprécient pas leur parfum orange menthe.

• En vaporisation sur un coton à glisser dans un cartable ou dans un tiroir où sont rangés les vêtements: le parfum Présence(s) peut apporter de l'apaisement.

« Une petite fille en classe préparatoire à l'Opéra avait des soucis avec ses jambes et craignait de ne pas tenir le coup. J'ai suggéré de mélanger mélèze (pour la confiance en soi) et mimule (contre la peur) à une noisette de crème SOS, de glisser ce mélange dans une petite boîte à garder dans le cartable pour s'en masser au besoin. Tout est vite rentré dans l'ordre. »

PANOPLIE POUR GROSSESSE ET ACCOUCHEMENT

Aujourd'hui, les médecins déconseillent toute prise d'alcool pendant la grossesse. Diluées dans un verre d'eau, quelques gouttes de fleurs de Bach (qui en contiennent à hauteur de 40 %) en apportent très peu. Néanmoins, si l'on souhaite éliminer complètement l'alcool, il suffit de le faire évaporer en versant les gouttes d'élixir dans un liquide très chaud. Les huiles essentielles sont délicates à utiliser surtout pendant les trois premiers mois de grossesse. Par prudence, faire l'impasse sur les roll-on qui les associent à des fleurs de Bach.
Les élixirs et composés sont à prendre soit en cure, soit ponctuellement à raison de 4 gouttes dans un liquide trois fois par jour, ou 16 gouttes dans un demi-litre de liquide à boire dans la journée.

• **Crainte de l'accouchement :** élixirs composés Peurs (aigremoine, bruyère, hélianthème, marronnier rouge, mimule, prunus, tremble) et Urgences. L'élixir unitaire Mimule (*mimulus*) combat les peurs dont on connaît le motif.

• **Contre les sautes d'humeur :** gnavelle annuelle (*scleranthus*).

• **Épuisement physique ou nerveux :** élixir composé Énergie (centaurée, charme, chêne, églantine, olivier). Olivier *(olive)* en élixir unitaire.

• **Pour affronter les changements induits par les modifications hormonales,** la transformation du corps, les bouleversements à venir du quotidien : noyer (*walnut*) en élixir unitaire.

• **Quand on a les nerfs qui frisent :** élixir composé Stress (aigremoine, chêne, impatiente, marronnier blanc, pin, pommier sauvage, verveine).

« *À la naissance, il y a des sages-femmes qui glissent dans l'eau du bain des nouveau-nés quelques gouttes du composé Urgences et d'élixir de noyer, conseillé lors des grands bouleversements existentiels* », explique Gérard Wolf, le créateur d'Elixirs & Co.

PANOPLIE POUR LES ÉTUDIANTS

Si la vie étudiante n'est pas faite que d'études, ce sont les examens et les concours qui la rythment. En premier choix en période d'examens et de concours : élixir composé Urgences à décliner par voie interne en gouttes, spray ou pastilles. Sur la peau : roll-on Urgences sur les poignets en respirant son parfum et parfum d'ambiance Urgences à vaporiser autour de soi.

• **Pour accompagner l'effort :** élixir composé Concentration (bourgeons de marronnier, charme, chèvrefeuille, clématite, églantine, gnavelle annuelle, marronnier blanc) et, si nécessaire, élixir composé Stress (aigremoine, chêne, marronnier blanc, pin, pommier sauvage, verveine).

• **Pour se redonner du cœur à l'ouvrage quand on faiblit :** élixir composé Motivation (églantine, aigremoine, clématite, orme, ajonc, charme, chèvrefeuille).

• **Pour réguler le sommeil :** élixir composé Sommeil (dame d'onze heures, marronnier blanc, marronnier rouge, verveine, tremble).

• **Quand on fatigue pendant la dernière ligne droite :** élixir composé Énergie (centaurée, charme, chêne, églantine, olivier).

• **Quand on doute de ses capacités :** élixir composé Confiance (avoine sauvage, centaurée, gentiane, gnavelle, orme, mélèze, plumbago).

• **Quand on doute au moment de choisir une orientation :** élixir composé Décision (avoine sauvage, charme, églantine, gnavelle, mimule, noyer, plumbago).

• **Quand on tient avec trop de cigarettes et trop de remontants :** élixir composé Détox (aigremoine, eau de roche, orme, olivier, pommier sauvage, verveine).

Et, de façon plus spécifique, on peut ajouter :
• **Quand on a la crainte d'échouer :** mélèze (*larch*).

• **Quand on ressasse en boucle les mêmes obsessions :** marronnier blanc (*white chestnut*).

• **Quand chaque jour, on a du mal à s'y mettre :** charme (*hornbeam*).

• **Contre la peur de l'examen ou du concours :** mimule (*mimulus*).

• **Quand la crise de panique rôde :** hélianthème (*rock rose*).

PANOPLIE POUR LES ANIMAUX DE COMPAGNIE

Les conseils de Gérard Wolf : en cas d'animal peureux, agressif, jaloux, abattu, privilégier en premier choix l'élixir composé Urgences : 4 gouttes dans la pâtée et dans l'eau le plus régulièrement possible. On peut ajouter 2 gouttes d'un ou de plusieurs élixirs unitaires dans certains cas.

• **Contre la peur, si elle est identifiée :** mimule (*mimulus*), sinon tremble (*aspen*). Avant la visite chez un vétérinaire, pour un chat qui sera toutes griffes dehors : donner des gouttes la veille et le jour de la consultation.

• **Pour calmer une jalousie exacerbée,** par exemple quand un chien ne supporte pas qu'on s'approche de son maître ou de sa maîtresse : chicorée (*chicory*) et houx (*holly*).

• **En période de changement :** quand un animal vient d'être adopté ou s'il va en pension, avec l'arrivée d'un enfant à la maison : noyer (*walnut*).

• **Pour un chat hyper excité et stressé** qui signale son stress en faisant ses besoins partout : verveine (*vervain*).

• **Quand un chien n'a pas le moral** et gémit dès qu'on le laisse seul, quand il ne supporte pas une séparation et reste prostré, en cas de blues persistant, il ne se nourrit plus : saule (*willow*) et noyer (*walnut*).

• **Quand un chien a perdu son maître** et ne s'en remet pas : chèvrefeuille (*honeysuckle*).

• **Pour calmer une colère :** élixir composé Colère (chicorée, hêtre, houx, impatiente, saule, verveine, vigne) ou Lâcher-prise (chicorée, eau de roche, hêtre, hottonie des marais, houx, saule, vigne).

• **Pour un chat trop distant :** hottonie des marais (*water violet*).

• **Pour un animal stressé lors d'un voyage :**
« Se frotter les mains avec 4 gouttes du composé Urgences et 4 gouttes de mimule (mimulus) et caresser le pelage. Penser à écarter les poils de la nuque pour bien masser à cet endroit. » (Claire, conseillère en fleurs de Bach)

On peut aussi donner Voyages (charme, chèvrefeuille, gnavelle, noyer, olivier, orme, tremble).

« Le remède d'Urgences fonctionne très bien pour apaiser un animal qui va participer à un concours. » (Claire, conseillère en fleurs de Bach)

• **Pour les animaux qui boivent peu,** vaporiser les gouttes diluées dans 30 ml d'eau sur les pattes, le bec, le museau pour qu'ils absorbent le liquide en se léchant.

• **Pour tous les animaux blessés,** domestiques ou sauvages : élixir composé Urgences.

PANOPLIE POUR LES PLANTES

• **Quand le végétal se met à dépérir soudainement :** élixir composé Urgences.

• **S'il subit une attaque de parasites :** élixir unitaire pommier sauvage (*crab apple*).

• **S'il s'étiole :** olivier (*olive*).

• **Après un rempotage, le déplacement d'une plante dans un jardin :** noyer (*walnut*).

• **Pour bien faire démarrer une bouture :** charme (*hornbeam*).

Diluer 4 gouttes du (ou des) élixir(s) sélectionné(s) dans l'eau d'arrosage et poursuivre à chaque arrosage jusqu'à amélioration.

Cent maux mis en mots

Sauf indication contraire précisée dans le répertoire ci-dessous, les élixirs unitaires ou composés se prennent à raison de quatre gouttes dans un liquide chaud ou froid, à avaler par petites gorgées. Répéter la prise au moins trois fois par jour jusqu'à amélioration de l'état émotionnel. On peut augmenter le nombre de prises, toujours à raison de quatre gouttes diluées dans un liquide. La dilution des gouttes est la méthode utilisée par le docteur Bach, mais en l'absence de liquide disponible, on peut éventuellement placer les gouttes pures directement sous la langue, en veillant à ce que le compte-goutte n'entre pas en contact direct avec la bouche pour éviter la contamination du flacon.

Le remède d'Urgences existe aussi en spray. Dans ce cas, vaporiser directement dans la bouche, à raison de quatre pulvérisations.

Il n'y a pas de précautions particulières à prendre pour la conservation des élixirs, sinon d'éviter le contact direct du compte-goutte avec la peau ou les muqueuses.

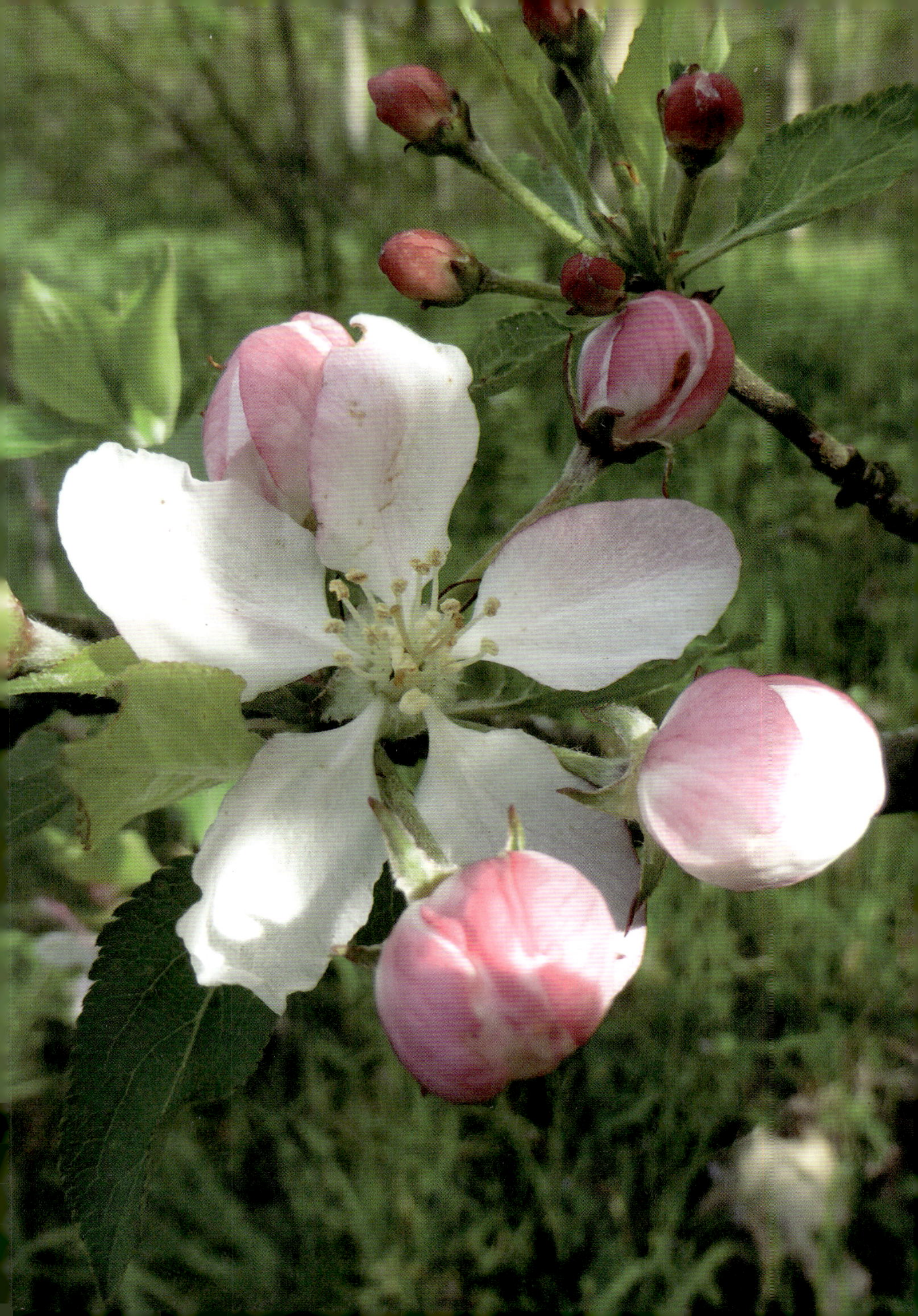

1. Accident

Même si, par définition, un accident est imprévu, on peut trembler à l'idée d'en avoir un.

• **Peur de l'accident :** mimule (*mimulus*).

• **Après un accident :** l'élixir composé Urgences (à mieux découvrir à la rubrique choc émotionnel p. 52) est à décliner sous toutes ses formes par voie interne en gouttes, en spray, en pastilles. Quatre gouttes dans un verre d'eau, à avaler par petites gorgées en renouvelant la prise aussi souvent que nécessaire. En spray : 4 pulvérisations directement dans la bouche, à répéter selon les besoins.

• **Pour venir en aide à une personne accidentée et qui a perdu conscience,** verser quelques gouttes de l'élixir composé Urgences pur (ou vaporiser en spray) sur une partie de peau découverte. Ou, si c'est possible, humecter ses lèvres avec un peu d'Urgences.

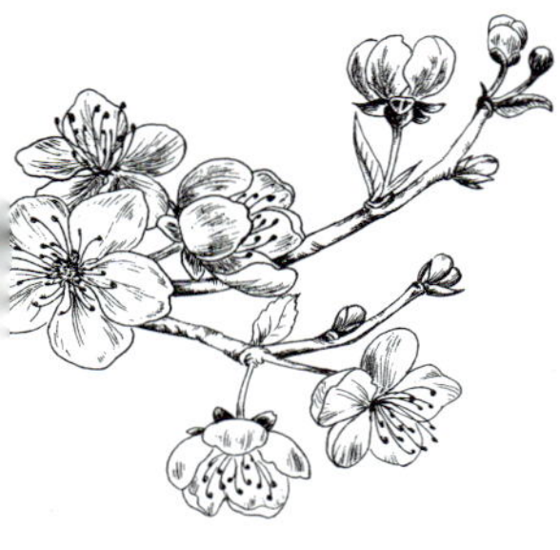

« Je me souviens d'un accident qui s'était déroulé juste devant la boutique. Un scooter avait atterri sur le trottoir. Nous avons appelé les secours. Nous ne voulions pas toucher au jeune motard inerte, allongé avec son casque sur la tête. Il y avait juste un morceau de peau à découvert entre le gant et la manche. Nous avons versé dessus du composé Urgences. Le blessé a très vite ouvert un œil et a gardé sa conscience jusqu'à l'arrivée des pompiers. Je donne aussi du composé Urgences aux moineaux quand ils viennent s'assommer contre les vitres, ils se requinquent presque aussitôt. » (Gérard Wolf, créateur d'Elixirs and Co)

Par voie externe, on peut aussi masser une noisette de crème SOS (Urgences) doucement sur le plexus solaire dans le sens des aiguilles d'une montre.

• **Pour mieux « digérer » un accident :** dame d'onze heures (*star of Bethleem*).

• **En éprouvant une grande frayeur qui tétanise :** hélianthème (*rock rose*).

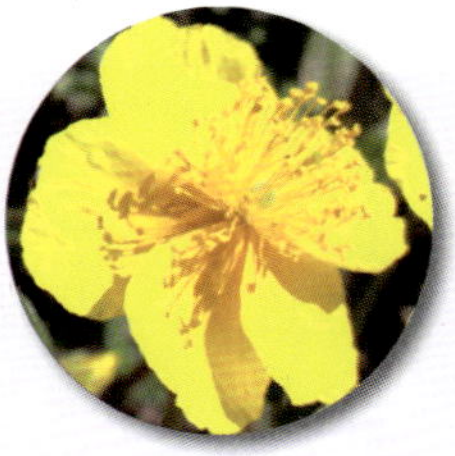

L'hélianthème

rock rose - Helianthemum nummularium

De la terreur au courage.

GROUPE « PEURS ET INSÉCURITÉ »
L'UN DES DOUZE GUÉRISSEURS

L'hélianthème (*Helianthemum nummularium*) appartient au groupe des douze premières fleurs (les douze guérisseurs) sélectionnées par le docteur Bach lors de ses longues balades dans la campagne britannique. Il cherchait alors « un remède d'urgence pour les situations où il semble n'y avoir aucun espoir » et s'arrêta sur l'hélianthème. C'est une petite plante vivace aux fleurs d'un jaune d'or pâle, aux pétales fragiles semblables à de la soie froissée, une caractéristique des cistes, de la même famille botanique. Comme le tournesol, la fleur de l'hélianthème suit la course du soleil dans le ciel en se tournant vers lui.

Chaque guérisseur incarne l'un des douze caractères types définis par Bach. Une personne « hélianthème » se révèle très sensible à son environnement, comme la fleur envers le rayonnement solaire. Cette réceptivité aiguise ses perceptions mais aussi sa vulnérabilité, et une peur secrète l'habite. Si « l'hélianthème » dépasse cette angoisse existentielle, elle pourra maîtriser avec courage les situations les plus difficiles. Cette opposition terreur/courage s'illustre dans l'usage recommandé par Bach. L'hélianthème est utile en cas de terreur profonde, d'effroi glaçant. Par exemple quand on est K.O. debout, comme statufié, pendant ou après un accident. Ou quand on se réveille tétanisé après un affreux cauchemar, ce qui est notamment le cas des enfants en proie à des terreurs nocturnes. L'hélianthème aide à faire appel à ses ressources intérieures pour pouvoir tout affronter calmement.

2. Agressivité

Envers son entourage, avec colère, jalousie ou impatience.

En première instance : élixir composé Colère (chicorée, hêtre, houx, impatiente, saule, verveine, vigne). Ajouter si nécessaire ou éventuellement choisir directement si le symptôme est flagrant :

- **Pour une colère disproportionnée :** prunus (*cherry plum*).
- **Avec des bouffées de jalousie,** une colère pour des détails de second ordre : houx (*holly*).
- **Avec impatience** car l'entourage ne semble pas réagir assez vite : impatiente (*impatiens*).
- **Si les autres ne se plient pas à vos idées :** vigne (*vine*).

En compléments : pastilles Anti-stress ou Enfant Calme à offrir à l'irrité. Parfum d'ambiance Conflits à vaporiser pour calmer l'atmosphère.

3. Allergies

Qu'elles soient cutanées, respiratoires, alimentaires, elles témoignent d'un terrain hypersensible.

- **Pour les tempéraments facilement irritables et intolérants,** tester hêtre (*beech*) par voie orale, et/ou en application locale : 4 gouttes diluées dans un verre d'eau sur une compresse à appliquer sur les zones qui démangent 4 fois par jour ou à raison de quelques gouttes diluées dans la crème SOS (Urgences). Compter une goutte pour 10 ml de crème.
- **Pour les allergies récurrentes,** dont on voudrait se débarrasser : pommier sauvage (*crab apple*) par voie interne, et éventuellement en compresses (4 gouttes dans un verre d'eau, humecter la compresse avec le mélange) par voie externe s'il s'agit d'une allergie cutanée.
- **Pour une allergie soudaine :** élixir composé Urgences par voie interne en gouttes ou en spray à répéter aussi souvent que nécessaire.

4. Amertume

Avec regret, déception, révolte ou tristesse et surtout un sentiment d'injustice... Quelques fleurs de Bach unitaires à tester selon les modalités.

- **Jamais content,** notamment du comportement des autres : hêtre (*beech*).
- **Avec jalousie :** houx (*holly*).
- **En se plaignant de son sort :** saule (*willow*).

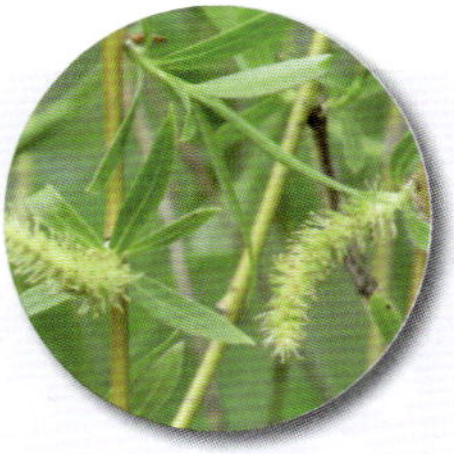

Le saule doré

willow - Salix vitellina

De l'amertume à la joie de vivre.

GROUPE « TRISTESSE ET DÉPRIME »

Il existe de nombreuses variétés de saules, dont la plus connue est le saule pleureur. Toutes apprécient les sols humides et la proximité de l'eau. La variété sauvage (*Salix vittelina*) choisie par le docteur Bach pousse souvent en bord de rivière. Elle doit son nom aux nuances dorées de ses jeunes rameaux. Dans l'Antiquité grecque comme dans le monde celte, le saule avait une symbolique qui semblait contradictoire puisqu'il était associé à la fois à la mort et à la fertilité. Opposition que sa structure met en scène : ses racines très profondes aptes à chercher l'humidité loin dans le sol semblent en relation étroite avec le monde souterrain, – l'outre-tombe des Anciens – tandis que ses longues branches flexibles qui se bouturent très facilement signent sa grande vitalité.

Bach indique le saule « pour ceux qui ont souffert de l'adversité ou de l'infortune et trouvent cela difficile à accepter sans plainte ou ressentiment, car ils jugent surtout la vie d'après le succès qu'elle apporte. Ils sentent qu'ils n'ont pas mérité une si grande épreuve, que c'était injuste, et ils s'aigrissent. » Conseillé à ceux qui se lamentent avec amertume sur un sort qu'ils jugent injuste, le remède devrait les aider à prendre leurs responsabilités tout en renouant avec la joie de vivre. Ce qui se rapproche de ce qu'écrivait déjà au Moyen Âge l'herboriste Hildegarde de Bingen à propos du saule : « son fruit et sa sève sont amers et ne valent rien pour l'homme ; si celui-ci en mangeait, il ferait naître en lui de l'amertume et y diminuerait la santé et la joie. »

5. Angoisse

Le terme renvoie à un mal-être ponctuel, parfois intense, souvent associé à une sensation de danger imminent, voire de panique.

• **Au moment de la crise** : élixir composé Urgences en gouttes ou en spray aussi souvent que nécessaire. Également par voie interne : pastilles Urgences. On peut aussi masser une noisette de crème SOS doucement sur le plexus solaire dans le sens des aiguilles d'une montre pour un soulagement rapide.

• **De mort** : mimule (*mimulus*).

• **Avec panique** : hélianthème (*rock rose*).

• **Avec désespoir** : châtaignier (*sweet chestnut*).

En complément parfumé à vaporiser : parfum d'ambiance Urgences.

6. Annonce de mauvaises nouvelles

Pour les messagers qui les apportent et surtout pour ceux qui les reçoivent...

• **Dès que possible** : élixir composé Urgences en gouttes ou en spray par voie interne.

• **En externe** : parfum d'ambiance Urgences à vaporiser autour de soi. Roll-on Urgences à passer sur le plexus solaire ou les poignets. Tous deux associent les fleurs du composé avec des huiles essentielles apaisantes : menthe verte pour recentrer, lavandin anti-stress, verveine exotique pour calmer l'anxiété, avec en plus, dans le roll-on, de la sauge sclarée pour évacuer la tension.

• **Avec sentiment de panique** : hélianthème (*rock rose*).

• **Si on n'a pas pu prendre Urgences tout de suite** : dame d'onze heures (*star of Bethleem*).

• **Quand on garde un souvenir traumatisant** du moment de l'annonce : dame d'onze heures (*star of Bethleem*).

• **En cas de rupture sentimentale, d'une séparation inattendue** : composé Rupture (dame d'onze heures, houx, pin, noyer, avoine sauvage, chèvrefeuille, mélèze).

7. Anxiété

Sensation plus diffuse que l'angoisse, et plutôt vécue de façon chronique.

• **Dissimulée à l'entourage:** aigremoine (*agrimony*).

• **En manifestant un souci excessif pour les autres** : marronnier rouge (*red chestnut*).

En complément parfumé :

« Le Parfum Présence(s) vaporisé sur le plexus solaire, au niveau du nombril et dans le dos au-dessus des reins donne plus de sérénité. » (Claire, conseillère en Fleurs de Bach)

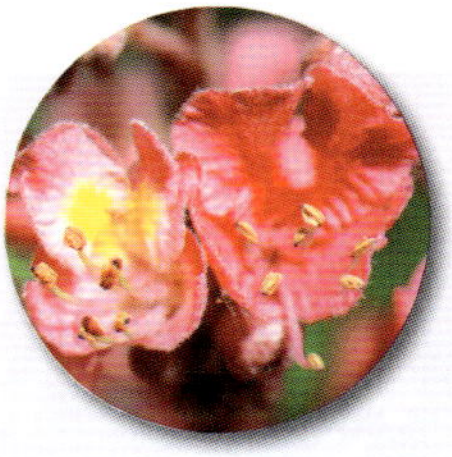

Le marronnier rouge
red chestnut - Aesculus carnea

De l'inquiétude pour autrui à la sérénité.

GROUPE « PEURS ET INSÉCURITÉ »

Le marronnier rouge (*Aesculus carnea*) est issu du croisement entre le marronnier d'Inde à fleurs blanches, également sélectionné par Bach, et le pavier rouge, un petit marronnier américain aux fleurs rouges, une caractéristique dont il a hérité.

Avec sa floraison très décorative, il est souvent planté dans les parcs et les jardins publics. Ses inflorescences pyramidales s'épanouissent en mai dans des tons allant du rose franc au rouge profond. Parmi les 38 fleurs de Bach, ce sont les plus colorées, celles dont la teinte soutenue retient le plus l'attention. Bach les a choisies pour « ceux qui trouvent difficile de ne pas s'inquiéter pour les autres », précisément en leur accordant une attention trop anxieuse. Comme on peut s'inquiéter pour ses enfants ou ses proches, en imaginant le pire dès qu'on les perd de vue.

Nora Weeks, la collaboratrice du docteur, raconte que ce dernier découvrit ce remède un jour où, s'étant gravement blessé au jardin, il avait ressenti l'angoisse communicative de son entourage. Le marronnier rouge va aider à se faire moins de soucis pour les autres, à faire la part entre soi et autrui, et à envoyer à ceux qui nous sont chers des pensées positives plutôt que du stress.

8. Apathie, sans volonté

Des propositions florales pour réveiller les jours sans : sans énergie, sans envies, ni désirs.

• **Si on se sent très mou :** élixir composé Énergie (centaurée, charme, chêne, églantine, olivier) par voie interne. En externe : roll-on Énergie à passer sur les poignets, le plexus ou la plante des pieds ou parfum d'ambiance Énergie à diffuser autour de soi pour un coup de fouet remontant. Tous deux associent des fleurs de Bach et des huiles essentielles vivifiantes : pamplemousse, épinette noire, eucalyptus radiata, laurier noble et cannelle.

• **Si on n'a plus le désir d'avancer :** élixir composé Motivation (églantine, aigremoine, clématite, orme, ajonc, charme, chèvrefeuille).

• **Avec une perte totale d'énergie :** olivier (*olive*).

• **Avec résignation :** églantine (*wild rose*).

• **En alternance avec des épisodes d'hyper-activité :** gnavelle (*scleranthus*).

• **Avec fuite de la réalité et repli dans l'imaginaire :** clématite (*clematis*).

En complément parfumé: l'eau de toilette et le gel douche bio Allégresse intègrent les fleurs du composé Énergie.

9. Appétit, manque d'

En cas de manque d'appétit persistant, consulter un médecin.

• **Avec répulsion envers la nourriture,** qu'on n'arrive pas à avaler : pommier sauvage (*crab apple*).

• **Quand un contexte stressant coupe l'appétit :** élixir composé Stress (aigremoine, chêne, impatiente, marronnier blanc, pin, pommier sauvage, verveine).

• **En s'imposant un régime impossible à suivre :** eau de roche (*rock water*).

10. Autocritique permanente

Quand on n'est pas ami avec soi-même.

• **Avec la sensation de se sentir coupable :** pin (*pine*).

• **En se trouvant moins doué que les autres :** mélèze (*larch*).

• **En doutant de soi :** plumbago (*cerato*).

En complément parfumé : l'eau de toilette et le gel douche Audace qui renferment les fleurs de l'élixir composé Confiance.

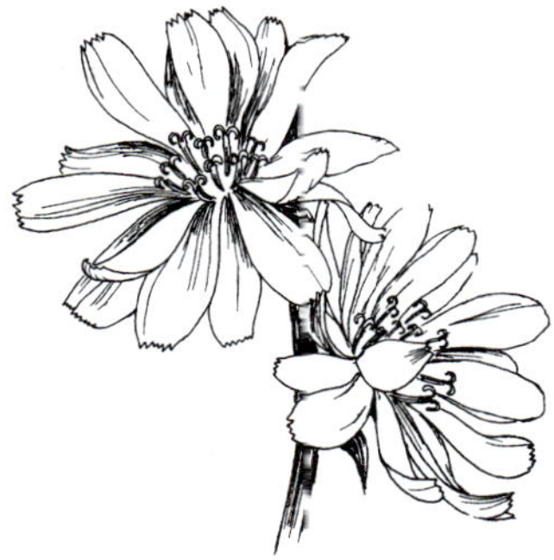

11. Baisse de libido

Ponctuel ou chronique, un désir en berne dans une relation suivie n'est pas toujours un signe de désamour envers son partenaire. Il peut être en lien avec des variations hormonales, mais aussi avec le stress, la fatigue, des soucis personnels.

En premier choix : élixir composé Libido (charme, églantine, gentiane, impatiente, mélèze, pin, pommier sauvage).

Éventuellement à associer avec les élixirs composés Énergie (centaurée, charme, chêne, églantine, olivier) et/ou Confiance (avoine sauvage, centaurée, gentiane, gnavelle, orme, mélèze, plumbago).

- **Avec troubles du cycle :** élixir composé Féminité (chicorée, gnavelle, mélèze, moutarde, noyer, pommier sauvage, saule).
- **« Fatigue du week end »**, quand l'énergie tombe en fin de semaine : charme (*hornbeam*).
- **Avec un épuisement qui met le désir à zéro :** olivier (*olive*).
- **Avec peur du sexe :** mimule (*mimulus*).
- **Après trop d'émotions, un choc :** dame d'onze heures (*star of Bethleem*).
- **Démobilisation, car on se trouve englué dans le train-train quotidien :** églantine (*wild rose*).

En complément parfumé : le parfum Vivacité(s) renferme des fleurs choisies pour donner joie de vivre et confiance. L'eau de toilette et le gel douche bio Audace renferment les élixirs du composé Confiance.

12. Bégaiement

Surtout s'il est associé à la prise de parole en public.

- **Ponctuellement, avant de s'exprimer :** élixir composé Urgences en gouttes, en spray ou en pastilles par voie interne. En externe : roll-on Urgences à passer sur les poignets.
- **En cure pour un traitement de fond :** élixir composé Confiance (avoine sauvage, centaurée, gentiane, gnavelle, orme, mélèze, plumbago).
- **Avec angoisse de s'exprimer en public :** mimule (*mimulus*).

En complément : pastilles et roll-on anti-stress.

13. Blues : existentiel, mélancolie, baby blues

Avoir des bleus à l'âme décline une palette d'émotions du gris jusqu'au noir : mélancolie passagère, moral en berne, angoisse existentielle, etc.

En premier choix : élixir composé Déprime (ajonc, châtaignier, dame d'onze heures, églantine, gentiane, moutarde, saule). En externe, le roll-on Déprime associe les fleurs du composé à 5 huiles essentielles favorisant la bonne humeur : petitgrain bigarade, lemongrass, géranium bourbon, marjolaine à coquille, santal.

• **Avec un sentiment d'indécision, quand on ne sait pas quoi faire :** avoine sauvage (*wild oat*).

• **Après un choc émotionnel :** dame d'onze heures (*star of Bethleem*).

« Quand on a tout essayé, ajonc (gorse) peut aider à s'ouvrir de nouveau à l'espoir. » (Martine, conseillère en fleurs de Bach)

• **Quand on perd soudain la joie de vivre :** moutarde (*mustard*).

En complément parfumé : l'eau de toilette et le gel douche Harmonie renferment les élixirs du composé Urgences.

14. Bouderies

Enfantines ou adultes.

• **Fréquentes, et pour les enfants grincheux :** saule (*willow*).

15. Boulimie

Qu'elle soit associée ou non à un surpoids.

• **Avec des excès alimentaires :** élixir composé Détox (aigremoine, eau de roche, orme, olivier, pommier sauvage, verveine).

• **S'il y a surpoids :** élixir composé Minceur (bruyère, centaurée, chicorée, eau de roche, plumbago, prunus, verveine) quand on a du mal à démarrer ou à suivre un régime. En externe : roll-on Minceur à appliquer sur les tempes et les poignets et à respirer pour bénéficier de la note agrumes réconfortante des huiles essentielles (orange douce, lemongrass, bergamote, citron, pamplemousse), ajoutées au mélange des fleurs de Bach.

• **Si elle est chronique :** élixir composé Dépendances (aigremoine, bourgeons de marronnier, centaurée, chicorée, noyer, pommier sauvage, prunus).

• **Avec addiction à certains aliments :** aigremoine (*agrimony*).

• **Accompagnée de pensées obsessionnelles envers la nourriture :** marronnier blanc (*white chestnut*).

En complément parfumé : l'eau de toilette et le gel douche bio Félicité renferment les élixirs du composé Stress, comme le parfum d'ambiance Stress.

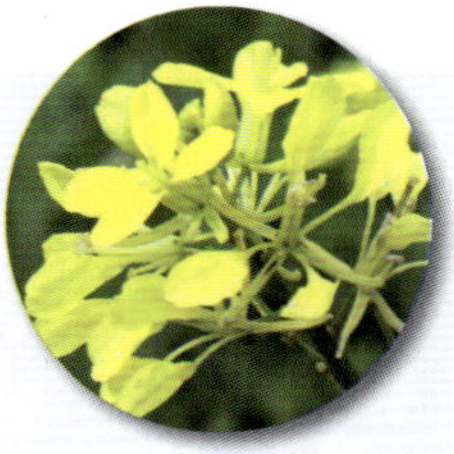

La moutarde

mustard - Sinapis arvensis

De la mélancolie à la gaieté retrouvée.

GROUPE « MANQUES D'INTÉRÊT »

La moutarde sauvage, dite aussi des champs (*Sinapis arvensis*), est une plante annuelle de la même famille que les choux, et particulièrement envahissante quand le terrain lui plaît. Un seul plant aux petites fleurs d'un jaune étincelant peut donner jusqu'à 25 000 graines. La généralisation des pesticides a limité sa présence en zones céréalières, on la rencontre d'avantage aujourd'hui sur les talus et les bas-côtés des routes. Elle se développe soudain en masse sur des sols nus fraîchement labourés, mais son apparition n'est ni régulière, ni prévisible.

Cette irruption spectaculaire et perturbante résonne en écho avec les coups de blues surgissant sans raison apparente et que le docteur Bach choisit de soigner avec le remède Moutarde. Il le destinait à « ceux qui sont sujets à des moments sombres ou même de désespoir, comme si un nuage noir et froid au-dessus d'eux leur cachait la lumière et la joie de vivre. Il peut être impossible de donner une raison ou une explication à de telles crises. » Moutarde contribue à chasser cet état dépressif aussi soudain qu'inexplicable et à renouer avec la gaieté et la paix intérieure.

16. Bourdonnements d'oreille

Mais aussi sifflements, chuintements, etc. On les appelle acouphènes. Simple bouchon cireux, hypertension artérielle, exposition à une trop grande intensité sonore, dépressurisation brutale en avion ou sous l'eau, stress, prise de médicaments, tumeur locale, etc. : il y a divers facteurs déclenchants possibles. Consulter si les acouphènes persistent.

• **En aide d'appoint en cas de situation stressante :** élixir composé Stress (aigremoine, chêne, impatiente, marronnier blanc, pin, pommier sauvage, verveine). En externe : roll-on Stress à passer derrière les oreilles avec 4 huiles essentielles relaxantes (lavandin, géranium rosat, romarin, menthe des champs) associées aux fleurs de Bach.

• **Quand on vit sur les nerfs :** verveine (*vervain*).

• **En cas de découragement,** quand on a tout essayé mais que le bruit perpétuel en fond ne passe pas et use le moral : ajonc (*gorse*).

17. Burn-out, surmenage

En prévention ou quand on a trop tiré sur la corde.

En premier choix : élixir composé Énergie (centaurée, charme, chêne, églantine, olivier). En externe : spray et roll-on Énergie (avec des huiles essentielles : pamplemousse, épinette noire, eucalyptus radiata, laurier noble, cannelle, pour aider à tenir le coup).

À associer si nécessaire avec le composé Urgences lors d'un pic aigu de lassitude.

• **En prévention, si on a tendance à trop en faire :** élixir composé Lâcher-prise (chicorée, eau de roche, hêtre, hottonie des marais, houx, saule, vigne).

• **Si on a maintenu longtemps beaucoup d'efforts avec vaillance :** chêne (*oak*).

• **Si la barre avait été placée trop haut :** eau de roche (*rock water*).

• **Avec un rythme de vie très intense :** impatiente (*impatiens*).

• **En cas d'épuisement physique et psychique,** quand on se sent trop à plat pour un effort de plus : olivier (*olive*).

• **Quand on a trop de responsabilités à assumer :** orme (*elm*).

En complément parfumé : l'eau de toilette et le gel douche bio Allégresse qui renferment les élixirs du composé Énergie.

« Après une journée chargée pour retrouver un deuxième souffle : verser une grosse poignée de sels de bains Vivacité(s) dans la baignoire ou à défaut dans une bassine pour un bain de pieds. » (Claire, conseillère en fleurs de Bach)

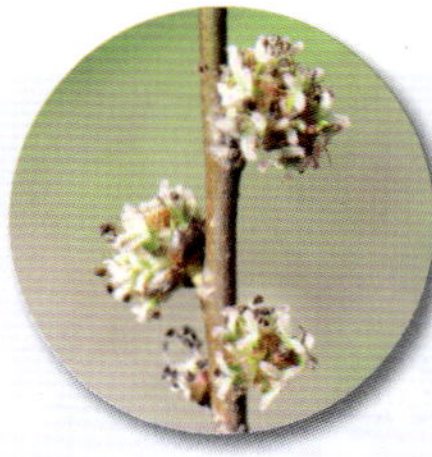

L'orme

elm - Ulmus procera

De la faiblesse passagère à la confiance en soi

GROUPE « TRISTESSE ET DÉPRIME »

Avec son tronc droit et puissant, sa haute couronne de branches, l'orme champêtre ou d'Angleterre (*Ulmus procera*) affiche verticalité et puissance. Il se développe solidement campé dans le sol et se reproduit par des drageons partant de ses racines. Ses graines enserrées dans des fruits ailés rouge et vert, les samares, sont stériles. Le docteur Bach prépara le remède à partir des fleurs mâles. Avec leur teinte violet pourpre et leurs étamines rouges, elles sont d'autant plus visibles et paraissent d'autant plus chargées de vivacité qu'elles sortent avant les feuilles. Bach s'y intéressa au moment où il complétait la gamme de ses remèdes avec des plantes qu'il sélectionnait à un rythme soutenu, à raison d'une par semaine. De quoi être exténué devant la tâche à accomplir.

L'élixir d'orme s'adresse aux personnes efficaces et compétentes épuisées par trop de travail ou de responsabilités. Et on peut imaginer que Bach a pu penser à son propre cas en le destinant à « ceux qui font du bon travail, suivent la vocation de leur vie et espèrent faire quelque chose d'important et cela souvent pour le bien de l'humanité ». Il s'agit d'un état passager de faiblesse, quand on ne sait plus par où commencer ou comment tout mener à bien. Le remède redonne de l'assurance pour affronter la situation et se sortir de cette défaillance temporaire.

Composé Urgences

Baptisé *Rescue* en anglais, c'est l'élixir composé de Bach le plus connu et le plus vendu. Plusieurs formulations se sont succédé. À l'origine, l'hélianthème qui calme la panique a été le premier remède d'Urgences choisi par le docteur Bach. Au fil de ses découvertes, il a ajouté d'autres fleurs. Les deux premières ont été la clématite pour lutter contre la sensation de stupeur et une éventuelle perte de conscience et l'impatiente contre la nervosité fébrile suscitée par un choc, une fois la sidération passée. Il testa avec succès ce premier assemblage de 3 fleurs en 1934 pour venir en aide à deux marins naufragés qui s'étaient attachés au mat de leur voilier pour résister aux vagues d'une tempête et s'en étaient tirés de justesse.

Puis Bach a continué à étoffer son remèdes d'Urgences avec la dame d'onze heures, contre les chocs, et le prunus, contre le désespoir et la crainte de perdre le contrôle. Son assistante Nora Weeks, qui travailla longtemps avec lui, élabora après sa mort une crème Urgences en complétant la formule des cinq fleurs avec une sixième, le pommier sauvage, fleur du « nettoyage » (cf. encadré p. 82). La société Elixirs & Co en a ajouté une septième, la gnavelle annuelle, qui accélère le retour à l'équilibre.

Quelle qu'en soit la présentation, c'est une composition destinée à apporter un réconfort rapide en toutes circonstances.

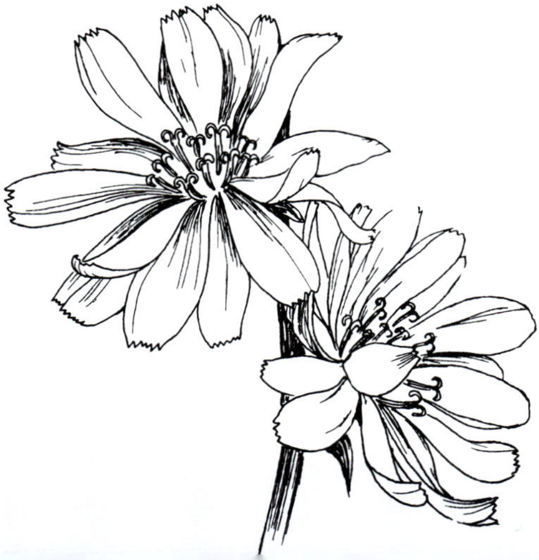

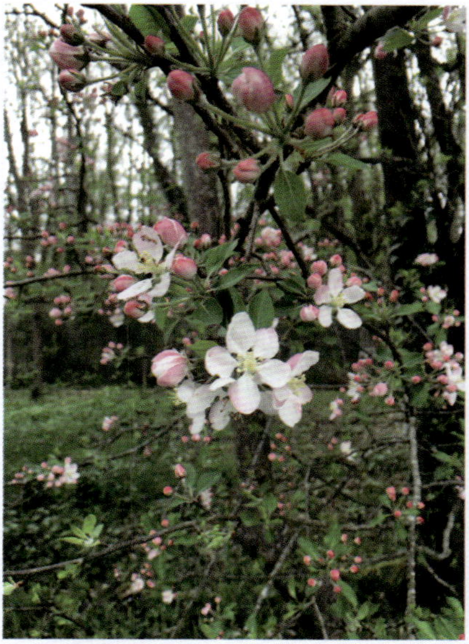

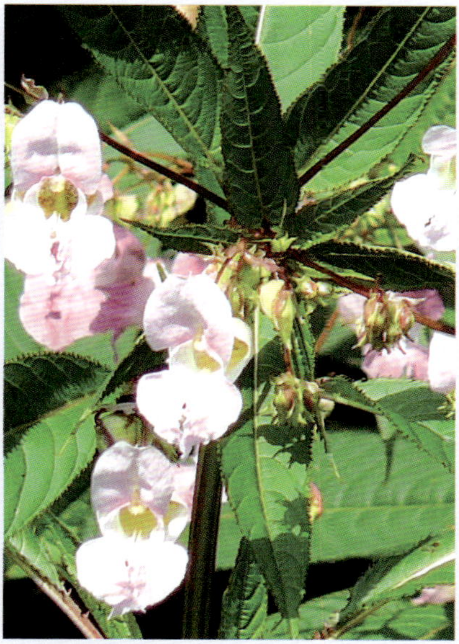

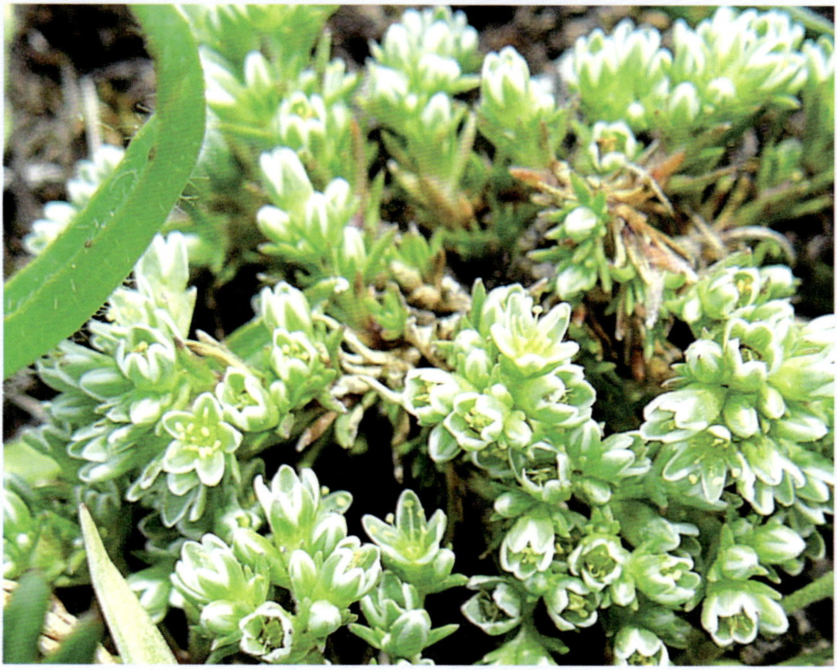

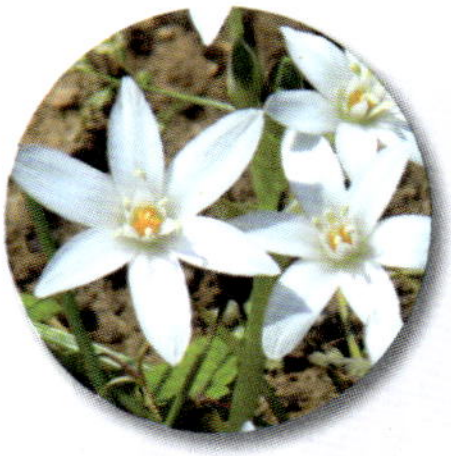

La dame d'onze heures
star of bethleem
Ornithogallum umbellatum

Du chagrin au réconfort.

GROUPE TRISTESSE ET DÉPRIME

La dame d'onze heures (*Ornithogalum umbellatum*) est une petite plante sauvage à bulbe, très commune en Europe et de la même famille botanique que l'asperge. Ses fleurs en étoile d'un blanc brillant sont à l'origine de son nom. Elles s'ouvrent quand le soleil est au zénith et se ferment dans l'après-midi, manège régulier répété jour après jour lors de la floraison qui dure trois semaines. Elles dessinent une géométrie très ordonnée avec six pétales et six étamines disposées en rosace autour d'un cœur très jaune. Leur apparence incarne un équilibre posé et harmonieux.
Bach les a choisies comme alliées pour restructurer des vies secouées ou dévastées par un choc, que le traumatisme soit récent ou ancien. Elles apportent du réconfort à ceux qui sont accablés et ne parviennent pas à reprendre le dessus à la suite d'une mauvaise nouvelle, d'un accident ou du souvenir d'épreuves passées. Elles recentrent, ré-harmonisent et aident à retrouver la parole et le souffle.

18. Caprices

Il n'y a pas d'âge pour en faire, même si on n'en trépigne plus quand on est grand.

• **En premier choix :** élixir composé Décision (avoine sauvage, charme, églantine, gnavelle, mimule, noyer, plumbago).

• **Pour les caractères versatiles sujets aux sautes d'humeur :** gnavelle (*scleranthus*)

• **Par insatisfaction chronique;** on ne sait pas ce qu'on veut et l'herbe est toujours plus verte ailleurs : avoine sauvage (*wild oat*).

• **Pour les enfants capricieux :** voir à la rubrique « panoplie pour les enfants », p. 28.

19. Cauchemars

Notre inconscient veut peut-être nous faire passer un message si les cauchemars se répètent.

• **Quand on se sent angoissé avant d'aller au lit :** vaporiser dans la chambre le parfum d'ambiance Sommeil (dame d'onze heures, marronnier blanc, marronnier rouge, verveine, tremble associés à six huiles essentielles : amyris, pour apaiser l'activité cérébrale, orange douce pour une note bonne humeur, petitgrain bigarade, relaxante, litsée et néroli pour plus de sérénité, et magnolia qui favorise l'équilibre nerveux).

Passer sur la plante des pieds le roll-on Sommeil (avec des huiles essentielles d'orange douce pour la bonne humeur, d'amyris qui apaise l'activité cérébrale, de mandarine verte favorisant l'endormissement et de néroli pour plus de sérénité).

• **Fréquents :** tremble (*aspen*).

• **Avec une sensation de peur au réveil :** mimule (*mimulus*).

• **Avec de la terreur au réveil :** hélianthème (*rock rose*).

En compléments parfumés : le parfum Présence(s) aux effets apaisants.

L'eau de toilette et le gel douche bio Harmonie qui renferment les élixirs du composé Urgences.

20. Chagrin

Des fleurs de Bach non pour le nier ou l'enfouir mais pour l'apprivoiser et l'apaiser.

• **Pour optimiser les effets,** penser à combiner divers produits de la gamme Urgences. En interne : élixir composé, spray ou pastilles. En externe : une noisette de crème SOS à masser en rond sur le plexus cardiaque. En roll-on avec 4 huiles essentielles apaisantes (sauge sclarée, menthe verte, lavandin, litsée cubèbe) à passer sur les poignets, à la naissance du cou ou sous les oreilles. Vaporisation autour de soi du parfum d'ambiance Urgences avec trois huiles essentielles apaisantes (menthe verte, lavandin, litsée cubèbe).

« Quand une personne arrive à la boutique en état de crise, les larmes aux yeux, je lui propose Urgences avec de l'élixir hélianthème pour en renforcer l'effet. » (Catherine, conseillère en fleurs de Bach)

• **Énorme :** châtaignier (*sweet chestnut*).

• **Refoulé, ancien :** dame d'onze heures (*star of Bethleem*).

En complément parfumé : l'eau de toilette et le gel douche bio Harmonie, renfermant les élixirs du composé Urgences.

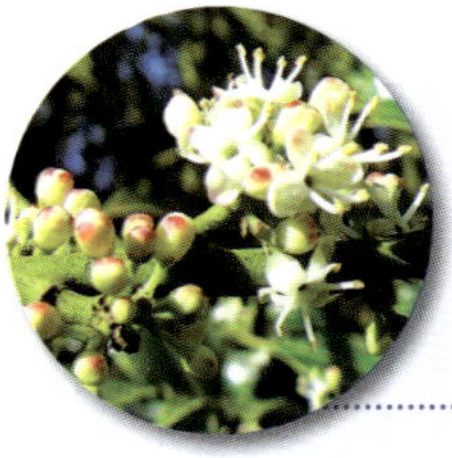

Le houx
holly - Ilex aquifolium

De la jalousie au pardon.

GROUPE « VULNÉRABILITÉ ET ÉMOTIVITÉ »

D'un vert brillant constellé de baies rouge vif en hiver, le houx (*Ilex aquifolium*) est une incarnation botanique populaire des fêtes de fin d'année, malgré les épines aiguës qui ourlent ses feuilles d'une aura défensive. C'est un arbuste résistant qui peut vivre très vieux, jusqu'à 300 ans. L'élixir de houx est préparé à partir de ses petites fleurs blanches parfumées. Selon qu'elles soient mâles ou femelles, elles ne sont pas portées par les mêmes arbres et ne s'épanouissent pas au même moment. « Qui s'y frotte, s'y pique... » Le houx convient à ceux dont les émotions négatives s'extériorisent dans un comportement destructif : colère et rage agressive, envie, suspicion, désirs de vengeance, jalousie entre enfants, voire entre animaux de compagnie... Le houx contribue à éloigner les nuages de colère et d'envie qui obscurcissent le mental. Il aide à penser avec son cœur. Bach assurait qu'« il protège de tout ce qui n'est pas amour universel ». Pour les personnes ardentes et au sang chaud, c'est un catalyseur à tester quand d'autres remèdes n'ont pas fonctionné.

21. Choc émotionnel

Les fleurs de Bach aident à retrouver plus vite ses esprits à la suite d'un événement, très heureux ou traumatisant, qui met dans un état second.

• **Contre-coup d'un choc ancien ou récent :** dame d'onze heures (*star of Bethtleem*).

• **Avec terreur panique :** hélianthème (*rock rose*).

• **Dès que possible :** décliner l'élixir composé Urgences (clématite, dame d'onze heures, gnavelle, hélianthème, impatiente, pommier sauvage, prunus) en gouttes, en spray ou en pastilles aussi souvent que nécessaire jusqu'à l'apaisement.

« Urgences fonctionne parfaitement en cas de choc, quand un événement soudain et déstabilisant se produit. Le problème ne va pas disparaître, mais on va se sentir mieux armé pour l'affronter. » (Catherine, conseillère en fleurs de Bach)

En complément parfumé : l'eau de toilette et le gel douche bio Harmonie renferment les élixirs du composé Urgences.

22. Colère

Qu'elle soit légitime, salutaire ou pas, c'est une grande consommatrice d'énergie.

• **Lors d'un épisode impromptu :** élixir composé Urgences en interne (en gouttes ou en spray). Également pastilles anti-stress ou enfant calme. En externe : roll-on Urgences à passer sur les poignets.

• **En cure pour les tempéraments coléreux :** élixir composé Colère (chicorée, hêtre, houx, impatiente, saule, verveine, vigne) et/ou Lâcher-prise (chicorée, eau de roche, hêtre, hottonie des marais, houx, saule, vigne).

« Les composés Colère et Lâcher-prise renferment les fleurs incarnant l'éventail des émotions liées à la colère, sentiment complexe qui peut faire émerger des états d'être différents au fur et à mesure de leur utilisation. » (Claire, conseillère en fleurs de Bach)

• **Avec des explosions soudaines ou des impulsions violentes :** prunus (*cherry plum*).

• **Car on veut à tout prix avoir le dernier mot :** vigne (*vine*).

• **Irrité par l'attente :** impatiente (*impatiens*).

• **Emportement des personnes âgées quand elles n'obtiennent pas assez vite ce qu'elles veulent :** vigne (vine).

• **Avec un désir de revanche :** houx (*holly*).

En complément parfumé : l'eau de toilette et le gel douche bio Félicité contenant les élixirs du composé Stress.

« Ne pas hésiter à vaporiser le parfum d'ambiance Conflits, par exemple avant un repas de famille qu'on redoute ou dans un bureau à l'atmosphère électrique. » (Martine, conseillère en fleurs de Bach)

23. Colite spasmodique

Ne pas négliger les fleurs de Bach pour soulager cette inflammation de la muqueuse du colon quand elle est liée au stress ou à un caractère anxieux. Consulter si les symptômes persistent.

• **Associée à un état de stress :** élixir composé Stress (aigremoine, chêne, impatiente, marronnier blanc, pin, pommier sauvage, verveine).

Ne pas hésiter à passer le roll-on Stress sur les poignets et au plexus solaire (le creux sous le sternum) après le repas.

• **Quand on s'impose des régimes trop draconiens :** eau de roche (*rock water*).

En complément parfumé : l'eau de toilette et le gel douche bio Félicité contenant les élixirs du composé Stress.

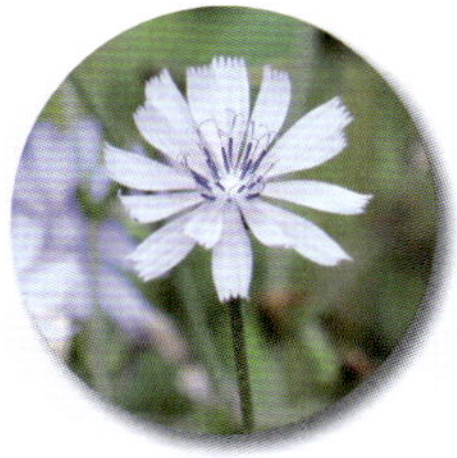

La chicorée

chicory - Cichorium intybus

De la contrainte à l'amour.

GROUPE « RELATIONNEL DIFFICILE »

L'UN DES DOUZE GUÉRISSEURS

La chicorée sauvage (*Cichorium intybus*), une cousine de l'endive, est une plante vivace aux fleurs sensibles à l'ensoleillement, elles ne s'ouvrent que le matin. Elles affichent un bleu magnifique qui attire l'attention. Des racines profondes très difficiles à arracher fixent solidement la plante. Les premières feuilles qui sortent au ras du sol s'étalent à l'horizontale et occupent le terrain, ce qui gêne la croissance des autres végétaux.

Des caractéristiques à mettre en parallèle avec le caractère des personnes « chicorée », tel que le docteur Bach l'a défini. Une « chicorée » occupe le terrain en monopolisant l'attention. Elle affiche un comportement possessif envers l'entourage, se mêle volontiers des affaires des autres et n'hésite pas à faire du chantage affectif pour arriver à ses fins. Si elle donne, elle attend en retour. Tout le monde ou presque peut passer par des moments « chicorée », par exemple quand on a attendu en vain un merci après avoir offert un cadeau. Le remède aide à retrouver une générosité naturelle, à se comporter de façon altruiste et désintéressée.

24. Coups de soleil, brûlures

Quand la peau a besoin d'apaisement.

• **Sur un coup de soleil :** crème SOS en massages doux ou spray Urgences en vaporisation. On peut également tamponner la zone enflammée avec une compresse imbibée d'eau et de l'élixir composé Urgences. Pour un enfant, préférer la crème.

• **Sur une brûlure :** élixir composé Urgences dilué dans de l'eau et déposé directement ou avec une compresse, ou en vaporisation ou Crème SOS, selon les zones et l'étendue de la brûlure.

« Mon mari, chef en cuisine, s'est un jour brûlé gravement la main sur une plaque chauffante. Malgré ses réticences car il n'y croyait pas, il a accepté de passer de la crème SOS sur la brûlure. Il a recommencé très régulièrement. Trois jours plus tard, à sa grande surprise, il n'avait plus aucune marque. Depuis, il a toujours un tube de cette crème sous la main. » (Catherine, conseillère en fleurs de Bach)

« En cas de brûlure dans la bouche avec une soupe ou une boisson trop chaude, vaporiser tout de suite du spray Urgences dans la cavité buccale. Le soulagement sera immédiat, un peu moins rapide néanmoins s'il s'agit de la langue. » (Claire, conseillère en fleurs de Bach)

25. Coupures, égratignures, bleus

Intervenir le plus tôt possible.

• **Sur une égratignure, une coupure, une piqûre de moustique :** quelques gouttes de l'élixir composé Urgences, versé pur ou une vaporisation du spray Urgences à répéter régulièrement jusqu'au soulagement.

« Si on ne peut pas agir immédiatement, ne pas hésiter à utiliser la crème SOS, même à retardement, en multipliant les applications pour hâter la guérison. » (Claire, conseillère en fleurs de Bach)

• **Sur un bleu :**

« Mélanger quelques gouttes du composé Urgences avec un peu de gel d'aloe vera pour accélérer la résorption d'un hématome. » (Claire, conseillère en Fleurs de Bach)

• **Après l'épilation, en après-rasage :** crème SOS.

• **Sur les ampoules :**

« Sur les ampoules, un peu de baume ou de lait pour le corps Soins de Bach massé sur les pieds fait merveille. » (Claire, conseillère Fleurs de Bach)

10 questions au docteur Bach

Edward Bach (1886-1936) qui était médecin délaissa les méthodes scientifiques pour se fier à son intuition lors de sa quête d'une nouvelle thérapie. Avant les recherches actuelles menées en psycho-neuro-immunologie qui étudient et établissent la force des liens entre le corps et l'esprit, Bach a été persuadé de l'influence des émotions sur la santé.

Il s'agit bien sûr d'une interview fictive, d'après l'ouvrage « Les découvertes médicales d'Edward Bach, médecin » de Nora Weeks, son assistante pendant plus de quinze ans.

1 RACONTEZ-NOUS VOTRE PARCOURS POUR DEVENIR MÉDECIN.

Quand j'ai quitté l'école à seize ans, je voulais déjà devenir médecin. Mais mes parents n'étaient pas riches et, pendant trois ans, j'ai d'abord travaillé à l'usine de fonderie de laiton de mon père. C'est lui qui m'a aidé pour mes études quand il a découvert la profondeur de ma vocation, j'ai également eu une bourse et j'ai obtenu mon diplôme en 1912. J'ai débuté comme urgentiste.

2 POURQUOI ÊTES-VOUS DEVENU HOMÉOPATHE ?

En 1919, un poste s'est libéré à l'hôpital homéopathique de Londres et je l'ai obtenu. Je venais de démissionner du centre hospitalier universitaire car je n'étais plus autorisé à faire de la recherche. J'ai alors découvert l'homéopathie puis j'ai mis au point sept nouveaux vaccins, les nosodes, associés à sept types de bactéries. J'ai constaté qu'ils correspondaient à sept types de personnalités.

3 VOUS ÉTIEZ INSTALLÉ À LONDRES ET AVEZ TOUT QUITTÉ POUR PARTIR À LA CAMPAGNE. POURQUOI ?

J'ai constaté que ces nosodes ne guérissaient pas toutes les maladies chroniques. Par ailleurs, employer des germes toxiques pour soigner ne me satisfaisait pas. Je souhaitais pouvoir les remplacer par des plantes. Dès que je pouvais, je partais à leur recherche à la campagne, au bord de la mer, dans les parcs ou les jardins. J'ai commencé à traiter avec succès mes patients avec trois fleurs que j'avais sélectionnées, ce qui m'a décidé à quitter Londres pour pouvoir me consacrer pleinement à cette nouvelle façon de soigner. En quinze jours, au printemps 1930, j'ai fermé mon laboratoire, brûlé les documents de mes recherches antérieures, réparti ma clientèle entre mes amis médecins, vendu mon mobilier et les appareils du laboratoire et je suis parti pour le pays de Galles.

4 QUEL NOUVEAU TRAITEMENT CHERCHIEZ-VOUS ALORS À METTRE AU POINT ?

J'ai voulu constituer une nouvelle pharmacopée à partir de fleurs capables non de simplement soulager mais de guérir. À mes yeux, une maladie n'est pas en premier lieu due à des causes physiques, mais à certains états émotionnels ou problèmes psychiques comme la peur, l'inquiétude, l'angoisse... qui perturbent l'équilibre d'un individu. Et j'ai été persuadé de trouver dans les fleurs des remèdes efficaces pour aider les malades à se débarrasser de leurs états d'esprit nuisibles. Pour moi, la santé dépend d'abord de l'état d'esprit et il s'agit donc de s'intéresser à la personnalité et non à la pathologie du malade. Cela a constitué le principe fondateur de mon nouveau système de soins.

5 AU FIL DU TEMPS, VOUS AVEZ SÉLECTIONNÉ 37 PLANTES (PLUS UNE EAU CURATIVE) POUR CE NOUVEAU TRAITEMENT. QU'EST-CE QUI A DICTÉ VOTRE CHOIX ?

J'ai passé des jours entiers à observer les plantes, l'endroit où elles poussent, le sol qu'elles préfèrent, leur couleur, leur forme, leurs racines, j'ai prélevé des échantillons et fait des essais. J'ai ainsi sélectionné dix-huit fleurs plus une eau curative, avant de réaliser qu'elles ne couvraient pas tout le champ des émotions. Et à partir de mars 1935, j'en ai ajouté dix-neuf autres, découvertes à raison d'une par semaine.

6 COMMENT LES AVEZ-VOUS PRÉPARÉES ?

Un jour, j'ai observé que la rosée du matin déposée sur les plantes captait la chaleur du soleil, ce qui devait permettre d'extraire l'énergie de la plante. J'ai commencé à collecter cette rosée avant de simplifier cette pratique en exposant aux rayons du soleil les fleurs posées à la surface d'un bol d'eau de source.

Pour la deuxième série, j'ai changé de technique en faisant bouillir mes cueillettes. Le soleil n'était pas assez puissant.

7 LES AVEZ-VOUS TESTÉES SUR VOUS ?

Pour chaque nouvelle découverte, j'ai été mon premier patient. Mon hypersensibilité m'a fait ressentir les états d'esprit perturbés associés à chaque remède. Cela s'est révélé particulièrement éprouvant pendant la sélection de la deuxième série de dix-neuf remèdes, qui s'est déroulée à un rythme très accéléré.

8 À QUI AVEZ-VOUS PRESCRIT CE TRAITEMENT ?

Aux malades qui venaient me voir dans les différents lieux où j'ai habité après avoir quitté Londres. J'ai séjourné plusieurs hivers d'affilée à Cromer, dans le Norfolk. En 1932, sous la pression de mes amis et de mes patients, j'ai ouvert de nouveau un cabinet à Londres, mais au bout de deux mois, je suis reparti à la campagne, ne supportant plus l'agitation de la ville. J'ai eu pour principe de ne pas faire payer les malades que je traitais avec les remèdes floraux. J'ai souvent vécu sans argent, mais j'ai toujours été aidé, et c'est ainsi qu'en 1934, j'ai pu louer Mount Vernon, une petite maison à Sotwell, dans la vallée de la Tamise. Comme beaucoup de patients ont retrouvé ma trace, j'ai formé trois assistants pour m'aider.

9 POUR QUELLES INDICATIONS MAJEURES LES RECOMMANDIEZ-VOUS ?

Après la mise au point de ces remèdes floraux, je n'ai plus prescrit qu'eux aux patients qui venaient me voir et présentaient les pathologies les plus variées. Un seul exemple. À l'hiver 1930, je vivais alors à Cromer, dans le Norfolk, j'ai soigné une patiente, qui s'adonnait à l'alcoolisme, avec l'élixir Aigremoine. J'ai choisi le même remède pour un petit garçon asthmatique puis pour un homme à l'épaule paralysée par une blessure. Il y avait trois pathologies différentes, mais trois caractères qui présentaient la même caractéristique : tous masquaient leurs souffrances derrière une gaieté affichée et faisaient contre mauvaise fortune bon cœur. Je leur ai prescrit Aigremoine qui les a aidés à se rétablir.

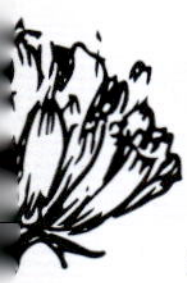

10 COMMENT AVEZ-VOUS FAIT CONNAÎTRE ET DIFFUSÉ VOTRE NOUVEAU TRAITEMENT ?

À partir de 1930, j'ai publié des livres et des brochures pour faire connaître ma nouvelle thérapie. J'en ai fait de la publicité, ce qui a attiré l'attention du conseil de l'ordre des Médecins, qui m'a aussi reproché d'avoir des assistants non diplômés.

J'ai fourni à des pharmacies homéopathiques des remèdes à prix très modéré pour qu'ils puissent être diffusés auprès du public le plus large.

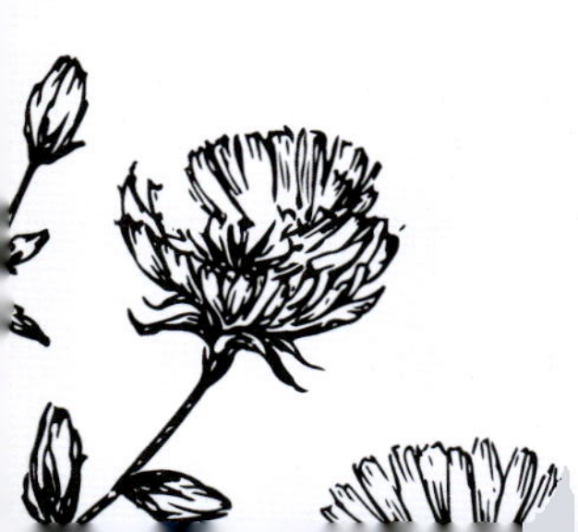

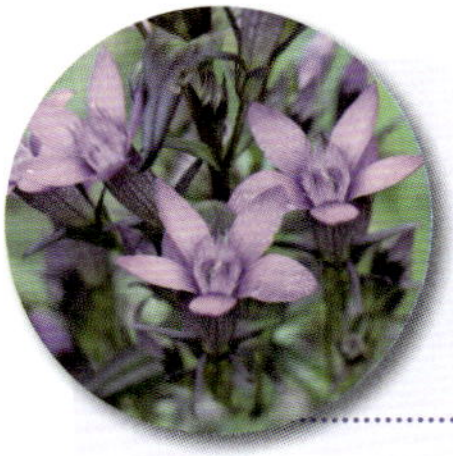

La gentiane
gentian - Gentianella amarella

Du doute à la compréhension.

GROUPE « DOUTES ET INCERTITUDES »
L'UN DES DOUZE GUÉRISSEURS

Petite plante herbacée, la gentiane amère ou automnale (*Gentianella amarella*) fleurit en fin d'été et pousse plutôt sur des collines d'alpage. Ses fleurs violet lilas, dont la corolle en tube se déploie en étoile, s'ouvrent ou se ferment selon le temps qu'il fait. Elles restent sur la plante quand elles sont fanées, lui donnant un aspect un peu triste. Comme les autres gentianes, celle choisie par Bach possède une racine riche en composés amers, très utilisés pour soigner les problèmes de la sphère digestive.

La gentiane appartient au groupe des personnalités types définies par Bach. Elle concerne les caractères à la négativité ancrée, qui voient d'abord le mauvais côté d'une situation, plutôt que le bon, comme s'ils ne parvenaient jamais à bien digérer ce qui arrive. De façon générale, la fleur s'adresse à ceux qui se découragent vite et doutent de pouvoir poursuivre ce qu'ils ont entrepris. À ceux qui baissent les bras au premier échec, scolaire ou non, ou qui sont pressés de guérir lorsqu'ils sont malades. Selon les mots de Bach, « cette plante vous donnera du courage en toute occasion, vous fera comprendre que l'échec n'existe pas lorsque vous faites tout votre possible, quel que soit le résultat. »

26. Déception

À ne pas négliger car l'insatisfaction sape le moral.

En premier choix : élixir composé Lâcher-prise (chicorée, eau de roche, hêtre, hottonie des marais, houx, saule, vigne).

- **Accompagnée d'un choc émotionnel :** dame d'onze heures (*star of Bethleem*).
- **En comparant sa situation à celle des autres :** saule (*willow*).
- **On attendait un merci :** chicorée (*chicory*).

27. Découragement

Quand on baisse les bras par fatigue, lassitude, échecs répétés...

En premier choix, quand on n'a plus le désir d'avancer : élixir composé Motivation (églantine, aigremoine, clématite, orme, ajonc, charme, chèvrefeuille).

• **Associé à un pessimisme chronique,** ou parce que les efforts se sont révélés vains : ajonc (*gorse*).

« Quand les gens ont déjà cherché pas mal de solutions, l'élixir d'ajonc (gorse) peut ouvrir la porte à de nouveaux espoirs. » (Martine, conseillère en fleurs de Bach)

• **Devant l'ampleur de ce qu'il y a à faire :** orme (*elm*). À associer si nécessaire avec le roll-on Énergie en application externe sur les poignets ou au creux du cou et avec le parfum d'ambiance Énergie en vaporisations autour de soi.

• **Vite découragé :** gentiane (*gentian*).

En complément parfumé: l'eau de toilette et le gel douche bio Allégresse renferment les élixirs du composé Énergie.

28. Dépression

En prévention ou quand le cafard commence à s'ancrer. Consulter en cas de dépression installée.

En premier choix : élixir composé Déprime (ajonc, châtaignier, dame d'onze heures, églantine, gentiane, moutarde, saule). Également roll-on Déprime (fleurs du composé plus des huiles essentielles « bonne humeur » : petitgrain bigarade, lemongrass, géranium bourbon, marjolaine à coquille, santal) à passer sur les poignets et à respirer profondément.

« Le composé Déprime, associé au composé Lâcher-prise et à des vaporisations fréquentes du spray Urgences sur le plexus solaire, a procuré un soulagement rapide et durable à un client au moral au plus bas. » (Claire, conseillère en fleurs de Bach)

• **Avec des idées très noires, voire suicidaires :** prunus (*cherry plum*).

• **À la suite d'un événement récent :** gentiane (*gentian*).

• **Associée à des souvenirs tristes, bien présents en mémoire :** chèvrefeuille (*honeysuckle*).

• **Totale, sensation d'être au bord du gouffre :** châtaignier (*sweet chestnut*).

• **Sans parvenir à en déterminer la cause :** moutarde (*mustard*).

En complément : l'eau de toilette et le gel douche bio Allégresse renferment les élixirs du composé Énergie.

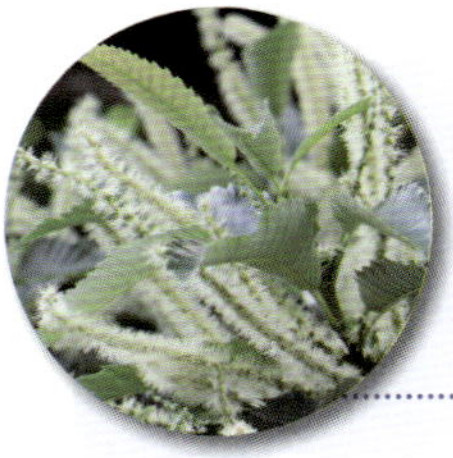

Le châtaignier
sweet chestnut - Castanea sativa

Du désespoir à la renaissance.

GROUPE « TRISTESSE ET DÉPRIME »

Vieil habitué des forêts européennes, le châtaignier (*Castanea sativa*) a su traverser les millénaires. Les premières traces de son apparition remontent à huit millions d'années, ce qui signe sa résistance. Ses fleurs dont la teinte crème capte bien la lumière affichent dans leur profusion exubérance et vigueur. Une bogue robuste protège ses fruits à la peau luisante et coriace, tandis que son bois solide est employé pour faire des piquets ou des charpentes. Toute sa structure incarne force et endurance.

Il s'agit de la dernière fleur à avoir été choisie par Bach, à bout de forces après la quête frénétique de ses derniers remèdes qu'il découvrait à raison d'un par semaine. Elle fournit de l'énergie quand on se sent au fond du trou ou à la lisière de grands changements annoncés (mariage, divorce, accouchement), sans plus de ressources à mobiliser. Elle aide à passer le cap d'une situation ou d'épreuves vécues comme capitales voire insurmontables, et avec un sentiment de grande solitude. Elle permet de sortir de la « nuit noire de l'âme » selon l'expression du mystique Jean de la Croix, peut contribuer à faire vivre une métamorphose spirituelle et donne la force d'affronter l'inconnu.

29. Désespoir

Quand une sensation d'impuissance et l'expérience des limites peignent l'avenir en noir.

• **On décline la gamme Urgences** en élixir composé, en spray ou en pastilles par voie orale. En roll-on et en parfum d'ambiance par voie externe.

• **Avec une sensation de chaos intérieur :** prunus (*cherry plum*).

• **En se sentant dépassé par ce qui arrive :** orme (elm).

• **Avec le sentiment qu'il n'y a plus rien à faire pour en sortir,** même si on tente encore quelque chose sans y croire : ajonc (*gorse*).

• **Avec de la résignation :** églantine (*wild rose*).

• **Avec un sentiment de panique :** hélianthème (*rock rose*).

• **Très profond :** châtaignier (*sweet chestnut*).

30. Désintérêt

Apathie, détachement, léthargie, insensibilité, passivité... le désintérêt peut se colorer d'émotions différentes.

En premier choix : élixir composé Motivation (églantine, aigremoine, clématite, orme, ajonc, charme, chèvrefeuille).

• **Accompagné de rêverie :** clématite (*clematis*).

• Envers le présent, **quand on a l'esprit tourné vers l'avenir :** bourgeons de marronnier (*chestnut bud*).

• Envers le présent, **quand on a l'esprit tourné vers le passé :** chèvrefeuille (*honeysuckle*).

En compléments parfumés : on peut utiliser le parfum Présence(s) pour s'ancrer d'avantage en le vaporisant sur le corps et non sur les vêtements pour que les fleurs de Bach puissent agir lors de leur contact direct avec la peau.

L'eau de toilette et le gel douche bio Audace recèlent les élixirs du composé Confiance.

31. Déstabilisé

Quand notre boussole intérieure s'affole.

• **Avec un manque de confiance dans son propre jugement :** plumbago (*cerato*).

• **Quand on ne parvient pas à trouver son chemin :** avoine sauvage (*wild oat*).

• **En période de changement :** noyer (*walnut*).

« Quand j'ai changé totalement d'orientation professionnelle, j'ai pris Noyer et Dame d'onze heures, j'ai été bluffée par leur efficacité. » (Catherine, conseillère en Fleurs de Bach)

En compléments parfumés : l'eau de toilette et le gel douche bio Audace renferment les élixirs du composé Confiance.

L'eau de parfum Présence(s) apporte apaisement et équilibre émotionnel. La gamme Présence(s) se décline également en sels de bains, baume corporel, savon, crème bain douche.

32. Deuil

On dit que le temps guérit toutes les blessures, en oubliant de préciser qu'il a souvent besoin d'aide.

En premier choix : l'élixir composé Urgences à décliner sous toutes ses formes. En gouttes, en spray ou pastilles par voie orale. En parfum d'ambiance et en roll-on par voie externe.

• **Pour un deuil ancien qui n'a pas pu se faire :** dame d'onze heures (*star of Bethleem*).

• **Avec une attitude de déni :** aigremoine (*agrimony*).

• **En éprouvant de la colère :** houx (*holly*).

• **Accompagné de désespoir :** châtaignier (*sweet chestnut*).

• **Avec la nostalgie des bons moments passés :** chèvrefeuille (*honeysuckle*).

• **Pour mieux accepter les changements de vie qu'il entraîne :** noyer (*walnut*).

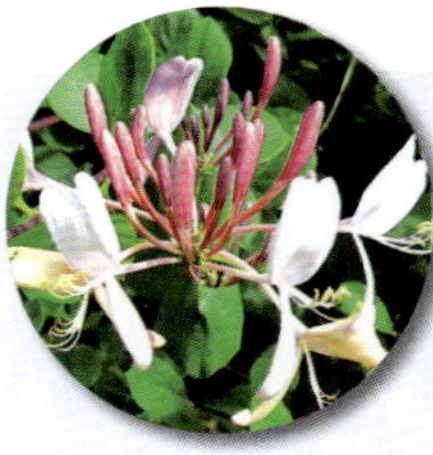

Le chèvrefeuille

honeysuckle - Lonicera caprifolium

De la nostalgie à l'instant présent.

GROUPE « MANQUES D'INTÉRÊT »

Liane souple à la croissance rapide, le chèvrefeuille des jardins (*Lonicera caprifolium*) s'enlace avec grâce aux haies et aux buissons. Ses fleurs aux corolles blanches teintées de rouge à l'extérieur exhalent un parfum suave, fruité, sucré qui se développe la nuit, moment où elles attirent de nombreux papillons affairés à puiser leur nectar. Elles évoquent un monde nocturne, voire onirique, comme séparé des activités de la journée.

Le docteur Bach a choisi cette fleur pour « ceux qui vivent beaucoup dans le passé, que ce soit le souvenir d'un grand bonheur ou d'un ami disparu ou des ambitions jamais réalisées. Ces personnes ne s'attendent pas à retrouver un bonheur aussi intense que celui qu'ils ont connu ». L'élixir s'adresse aux nostalgiques des années écoulées, à ceux qui ont le mal du pays ou qui restent sentimentalement ligotés à une époque de leur vie. Il les aide à s'ancrer dans l'ici et le maintenant, et à entretenir un lien vivant et non figé avec leur passé.

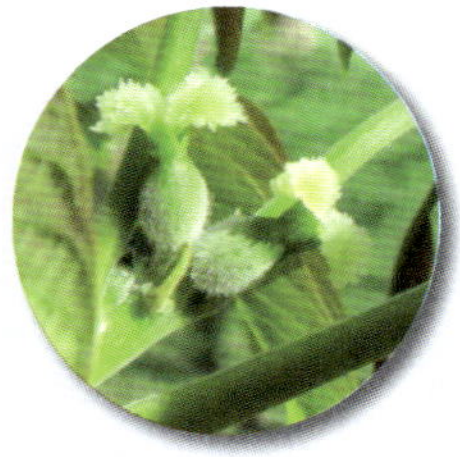

Le noyer

walnut - Juglans regia

Des difficultés d'adaptation au recentrage.

GROUPE «VULNÉRABILITÉ ET ÉMOTIVITÉ»

Quand il pousse à l'état sauvage, le noyer (*Juglans regia*) se rencontre souvent en lisière de forêt. Connu depuis l'Antiquité, il a été l'objet de nombreuses croyances, parfois contradictoires, ce qui lui a donné une image ambiguë. Les noix dont la forme s'apparente aux deux hémisphères d'un cerveau miniature ont été associées à l'intelligence. Leur richesse en nutriments en a fait des fruits précieux, bien à l'abri dans leur coque. Par ailleurs, les noyers sécrètent de la juglone, une substance plus ou moins toxique selon sa concentration. Comme une armure invisible, elle empêche certaines plantes de pousser dans son environnement immédiat. Dormir dans l'ombre d'un noyer a même été tenu pour dangereux. Autre parade défensive, ses feuilles odorantes éloignent les insectes. Tout son état d'être suggère la protection. Le même arbre porte fleurs mâles et femelles. Ce sont ces dernières que Bach a choisies de préparer pour en faire un remède. Selon les mots de Bach, « le remède donne constance et protection contre les influences extérieures. » Il s'adresse à ceux qui affrontent un changement, quel qu'il soit: déménagement, accouchement, rupture amoureuse, deuil, déménagement, départ en vacances, etc. Il préserve également des jugements ou des doutes qui remettent en question un projet ou une décision.

33. Difficultés d'adaptation

Des élixirs pour ne pas rester à quai.

• **Quand on refuse le changement par principe :** élixir composé Lâcher-prise (chicorée, eau de roche, hêtre, hottonie des marais, houx, saule, vigne).

• **Car on doute de ses propres facultés d'adaptation :** élixir composé Confiance (avoine sauvage, centaurée, gentiane, gnavelle, orme, mélèze, plumbago).

• **Aux choses du quotidien :**

« Je propose d'associer la clématite et l'églantine avec l'olivier en cas de fatigue persistante et le charme pour démarrer plus facilement le matin. » (Claire, conseillère en Fleurs de Bach)

• **Grandissantes avec l'âge :** élixir composé Maturité (charme, églantine, hélianthème, marronnier rouge, noyer, tremble).

• **Quand on ne suit pas alors que tout bouge autour de soi :** eau de roche (*rock water*).

En complément parfumé : l'eau de toilette et le gel douche bio Audace recèlent les élixirs du composé Confiance.

34. Douleurs articulaires chroniques

Usantes, elles ont tendance à plomber le moral et la vitalité.

• **On veut bien tester un nouveau traitement, mais, découragé, on y croit peu :** ajonc (*gorse*).

• **On s'y résigne :** églantine (*wild rose*).

• **Avec une fatigue permanente :** olivier (*olive*).

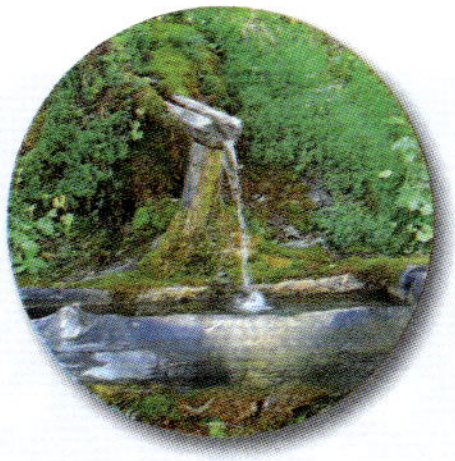

L'eau de roche

rock water - Aqua petra

De la rigidité à la souplesse.

GROUPE « RELATIONNEL DIFFICILE »

L'UNE DES SEPT AIDES POUR LES MAUX CHRONIQUES

Même si elle appartient au répertoire des élixirs floraux, l'eau de roche (*Aqua petra*) n'est pas préparée à partir d'un végétal. Il s'agit d'une eau aux pouvoirs curatifs prélevée en milieu naturel, « non mêlé aux lieux saints de l'homme » précisait le docteur Bach, ce qui évoque les traditions païennes attachées à certaines sources, puits ou fontaines de guérison. Cette eau est dynamisée par son exposition au soleil dans un bol de verre fin comme les autres remèdes préparés par solarisation.

Le docteur puisa la sienne au pays de Galles dans un vieux puits sacré qui portait le nom de « source de roche ». Le remède s'adresse aux perfectionnistes, à ceux qui s'imposent des règles de vie contraignantes ou rigides et qui s'y tiennent : régimes à perpétuité car « il faut souffrir pour être belle », programme sévère d'exercices épuisants... Comme les eaux sauvages qui ruissellent librement, il apporte souplesse et spontanéité. Il suscite aussi plus d'indulgence envers soi-même.

35. Échec scolaire ou aux examens et concours

Avoir bien appris ses leçons ne suffit pas toujours, hélas, pour réussir.

• **Associé à une rébellion ou à un manque de confiance :** élixir composé Ados (avoine sauvage, houx, gentiane, mélèze, mimule, impatiente, vigne).

• **En cure :** élixir composé Concentration (bourgeons de marronnier, charme, chèvrefeuille, clématite, églantine, gnavelle, marronnier blanc) ou Motivation (églantine, aigremoine, clématite, orme, ajonc, charme, chèvrefeuille) qui tous deux ont recours au charme pour un regain d'énergie, à la clématite pour plus de concentration et à l'églantine pour la remotivation. On peut y associer l'élixir composé Confiance (avoine sauvage, centaurée, gentiane, gnavelle, orme, mélèze, plumbago) quand il y a un manque de confiance en soi.

« Pour une hôtesse de l'air qui ratait ses examens, j'ai associé les composés Confiance et Concentration, avec le recours au spray Urgences avant d'entrer dans la salle des épreuves et elle a enfin réussi. » (Claire, conseillère en fleurs de Bach)

• **Avant d'entrer dans la salle d'examens pour un concours :** élixir composé Urgences en roll-on sur les poignets et/ou vaporisation du spray Urgences dans la bouche.

• **Vite découragé :** gentiane (*gentian*).

• **En refaisant toujours les mêmes erreurs :** bourgeons de marronnier (*chestnut bud*).

36. Eczéma

Cette affection cutanée des plus courantes peut avoir une origine allergique, génétique ou émotionnelle, sans que l'on puisse parfois départager les causes.

• **En cas de poussée sporadique :** élixir composé Urgences ou spray Urgences en application externe (4 gouttes ou 4 pulvérisations sur une compresse imbibée d'eau de source), plutôt qu'en crème s'il s'agit d'un eczéma suintant.

• **Si les poussées sont associées à des états de stress :** élixir composé Stress (aigremoine, chêne, impatiente, marronnier blanc, pin, pommier sauvage, verveine).

• **Pour un eczéma chronique :** commencer avec l'élixir composé Détox (aigremoine, eau de roche, orme, olivier, pommier sauvage, verveine) en cure de trois semaines avant de sélectionner un autre élixir.

• **Avec surinfection :** pommier sauvage (*crab apple*).

• **Dans un contexte chronique qui décourage :** ajonc (*gorse*).

• **Accompagné de pensées obsessionnelles envers l'état de sa peau :** marronnier blanc (*white chestnut*).

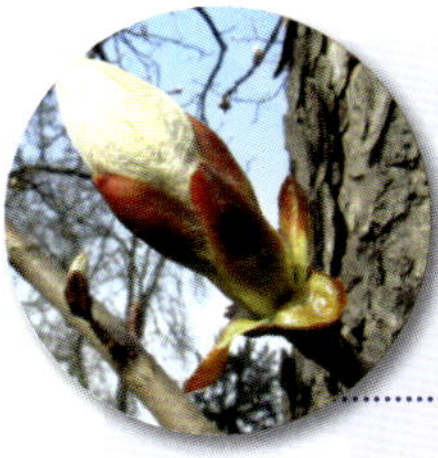

Les bourgeons de marronnier
chestnut bud - Aesculus hippocastanum

De la répétition des erreurs à l'attention.

GROUPE « MANQUE D'INTÉRÊT »

Bach a utilisé le marronnier d'Inde (*Aesculus hippocastanum*) à deux reprises pour élaborer des remèdes, dont l'une en sélectionnant des bourgeons de feuilles, une singularité, puisqu'à l'exception de l'eau de roche, les autres préparations concernent des fleurs.
Les bourgeons de marronnier se forment sur l'arbre lors de la saison précédente et s'épanouissent en jeunes pousses au printemps suivant. Ils incarnent l'arbre en devenir, son potentiel de développement. Ils sont récoltés en avril quand les jeunes feuilles sont formées mais pas encore écloses de leur gangue écailleuse et poisseuse. Ils illustrent une nature qui répète d'une année sur l'autre ses mêmes schémas de développement, et que chaque végétal met en scène de façon unique.
L'élixir de bourgeons de marronnier s'adresse à ceux qui répètent leurs erreurs comme s'ils n'apprenaient rien de la vie, ne sachant pas en tirer des leçons. Aux impulsifs qui agissent ou répondent sans prendre le temps de la réflexion. Il soutient les enfants distraits qui manquent d'attention et ont du mal à apprendre. « Ce remède doit nous aider à tirer pleinement parti de nos expériences quotidiennes et à nous voir, nous et nos erreurs, comme les autres nous voient », indiquait Bach.

37. Égocentrisme, autosatisfaction

On est rarement le meilleur juge pour le reconnaître...

• **En cherchant à dominer son entourage :** vigne (*vine*).

• **Avec une attitude distante :** hottonie des marais (*water violet*).

• **Avec le besoin d'être le centre du monde et de parler de soi :** bruyère (*heather*).

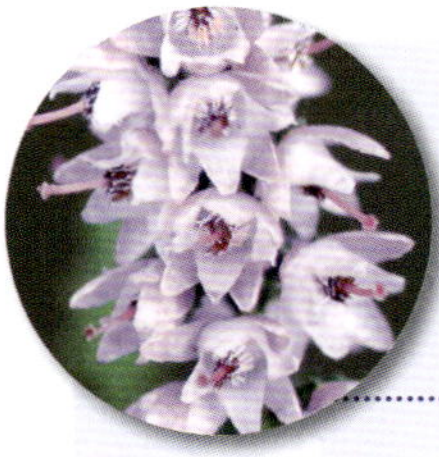

La bruyère
heather - Calluna vulgaris

De l'égocentrisme à l'écoute.

GROUPE « SOLITUDE »

L'UNE DES SEPT AIDES POUR LES MAUX CHRONIQUES

La bruyère (*Calluna vulgaris*) éclaire de tons mauves et violets les landes automnales. Ses toutes petites fleurs aux corolles pendantes s'épanouissent à la fin de l'été, et même fanées, résistent d'une année à l'autre, fixées sur des tiges très menues. Cette habituée des lieux sauvages pousse en vastes colonies. Ses racines sécrètent une substance qui inhibe la croissance des autres végétaux, ce qui n'en fait pas le symbole de l'altruisme.

Comme en écho, son élixir est celui de l'égocentrisme. Il concerne ceux qui vampirisent l'attention par besoin d'être écoutés et s'accrochent quand l'interlocuteur décroche. Même si cette soif de se raconter peut s'expliquer par des épreuves ou des souffrances réellement vécues, l'attitude importune. Classée dans les remèdes destinés aux maux chroniques, la bruyère développe la capacité de s'occuper et de s'intéresser aux autres.

38. En faire trop (sensation d')

Pour les jours où l'on rêverait d'avoir plusieurs bras comme les dieux du panthéon hindou.

• **En cas de situation chronique :** élixir composé Stress (aigremoine, chêne, impatiente, marronnier blanc, pin, pommier sauvage, verveine).

Dans les moments aigus de lassitude, on passe sur les poignets ou le plexus le roll-on Stress qui associe les élixirs du composé à 4 huiles essentielles équilibrantes : lavandin, géranium rosat, romarin, menthe des champs.

• **Si on ne lâche jamais rien :** chêne (*oak*).

• **Pour un rapide retour au calme :** de retour chez soi le soir après une journée très chargée, on vaporise le parfum d'ambiance Stress.

• **Quand on se sent trop souvent responsable de tout :** élixir composé Lâcher-prise (chicorée, eau de roche, hêtre, hottonie des marais, houx, saule, vigne).

• **En état d'exaltation, en surrégime :** verveine (*vervain*).

En complément parfumé et cosmétique : la ligne de soins bio anti-stress.

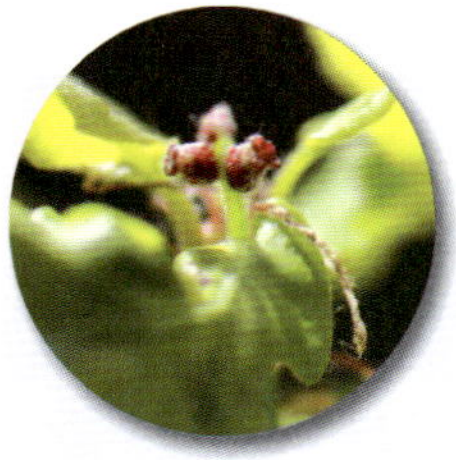

Le chêne

oak - Quercus robur

De la lutte perpétuelle à l'endurance apaisée.

GROUPE « TRISTESSE ET DÉPRIME »

L'UNE DES SEPT AIDES POUR LES MAUX CHRONIQUES

Le chêne commun ou pédonculé (*Quercus robur*), l'arbre sacré du monde celte, possède une longévité impressionnante et, même moribond, peut continuer à donner feuilles et glands. Sa vitalité qui s'exprime dans la solidité de son bois se lit aussi dans les bourgeons se formant parfois sous l'écorce et qui peuvent se développer en nouvelles branches des années après leur apparition. Son écorce riche en calcium est utilisée en agriculture biodynamique pour fortifier la terre. Tout en lui suggère robustesse et résistance. L'arbre porte des fleurs mâles en grappes tirant sur le vert et de minuscules fleurs femelles rouges qui apparaissent après la feuillaison.

Ce sont elles qui sont récoltées avant leur pollinisation pour élaborer l'élixir. Le chêne qui symbolise l'endurance concerne les courageux qui ne baissent jamais les bras, également ceux qui sont engagés dans une poursuite obstinée de la performance. Il s'agit de tenir à tout prix, d'aller jusqu'au bout, malgré l'épuisement. L'élixir allège les tensions intérieures, apporte de la légèreté et permet une circulation plus harmonieuse de l'énergie.

39. Épuisement

Une grande fatigue physique ou psychique peut conduire à un burn-out si l'on néglige les avertissements que notre corps et notre mental nous envoient. Elle peut aussi être le signe avant-coureur d'une maladie. Consulter si elle s'installe sans motif identifiable.

En premier choix : l'élixir composé Énergie (centaurée, charme, chêne, églantine, olivier) par voie orale. À associer si nécessaire au roll-on Énergie, que l'on applique sur les poignets et à la naissance du cou, et au parfum d'ambiance Énergie à vaporiser le matin au réveil pour mieux démarrer la journée.

• **Pour relancer l'énergie au cours d'une journée exténuante :** vaporiser l'eau de parfum Vivacité(s) sur les mains et la plante des pieds. La gamme Vivacité(s) comprend également sels de bain, savon, gel douche et baume corporel. En prévision d'un emploi du temps surchargé : se masser le matin avec le baume pour le corps Vivacité(s).

• **Avec la sensation d'être au bord du gouffre :** châtaignier (*sweet chestnut*).

• **Quand l'épuisement est plus mental que physique :** charme (*hornbeam*).

• **Parce qu'on maintient ou subit un rythme trop rapide :** impatiente (*impatiens*).

• **Quand on se sent débordé par tout ce qu'il y a à faire :** orme (*elm*).

• **Avec l'impression d'être au bout du rouleau, tout devient un effort :** olivier (*olive*).

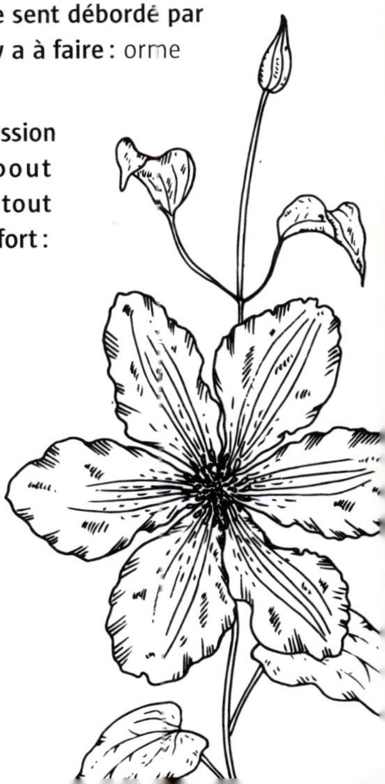

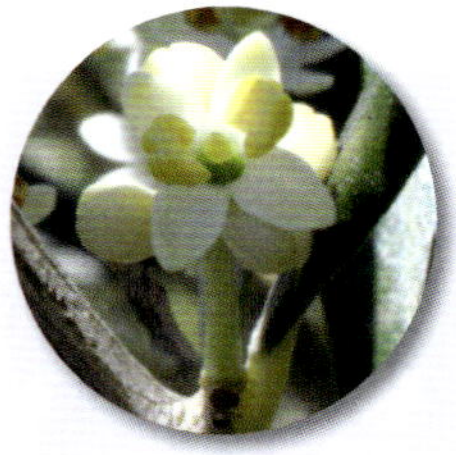

L'olivier

olive - Olea europaea

De l'épuisement à la régénération.

GROUPE « MANQUES D'INTÉRÊT»

L'UNE DES SEPT AIDES POUR LES MAUX CHRONIQUES

Même s'il ne pousse pas dans les bois et les champs où le docteur Bach herborisait, l'olivier est un familier du monde européen. Depuis l'Antiquité, ses branches symbolisent la paix et la victoire. L'olivier (*Olea europaea*) a besoin de chaleur et de soleil pour s'épanouir. Peu d'eau lui suffit, il est capable d'aller la chercher loin dans le sol. Arbre à la croissance lente, il vit vieux, semblant même quasi immortel car de vigoureux rejets peuvent rejaillir des troncs les plus moribonds. Ce sont ses petites fleurs blanches qui sont utilisées pour élaborer le remède. Bach le faisait préparer chez des amis en Italie.

L'olivier appartient au groupe des sept élixirs destinés à traiter les maux chroniques. Ses inépuisables trésors d'énergie viennent en renfort quand la fatigue, les soucis ou la maladie ont usé et qu'on a épuisé ses ressources personnelles pour lutter. Il aide à retrouver de la vitalité, après un accouchement par exemple, ou pendant une maladie, notamment infantile, et apporte un soutien lors d'une convalescence ou d'une activité nécessitant de durs efforts.

40. Esprit de contradiction

C'est plus fort que soi, même en étant certain de se mettre son entourage à dos…

• **En proférant des critiques systématiques :** hêtre (*beech*).

• **En cherchant à imposer ses propres idées** que l'on juge excellentes : verveine (*vervain*).

41. Exaltation

Un état de surexcitation, qui peut se révéler épuisant, et d'abord pour l'entourage…

• **Quand elle s'accompagne d'une grande tension intérieure et de la crainte de sombrer dans la folie :** prunus (*cherry plum*).

• **Quand on tourne en surrégime, que l'on s'emballe vite mais que le calme revient rapidement :** impatiente (*impatiens*).

• **Avec des pensées qui tournent dans la tête de façon obsessionnelle :** marronnier blanc (*white chestnut*).

• **Associée à des idées et des principes que l'on voudrait voir appliquer:** verveine (*vervain*).

En complément parfumé : l'eau de toilette et le gel douche bio Félicité renferment les élixirs du composé Stress.

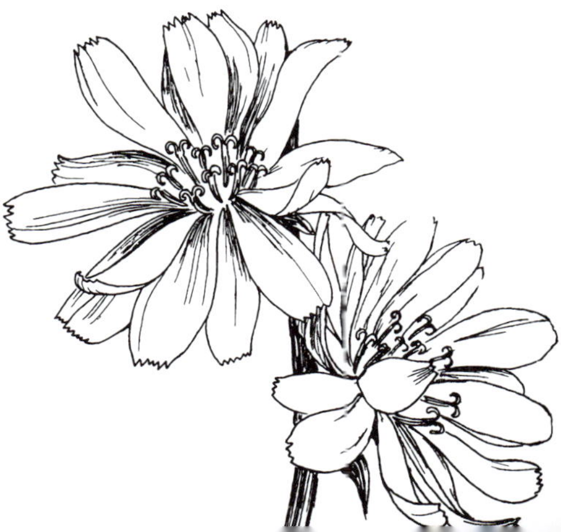

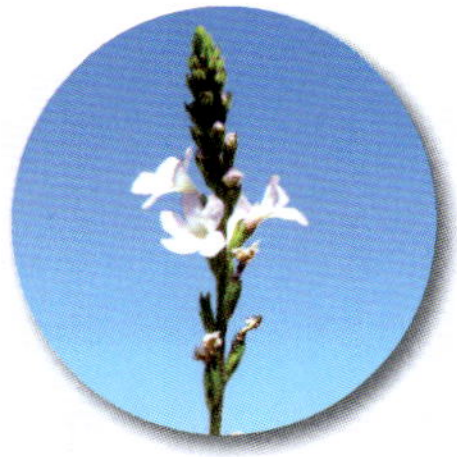

La verveine
vervain - Verbena officinalis

De l'exaltation à la tolérance.

GROUPE « RELATIONNEL DIFFICILE »
L'UN DES DOUZE GUÉRISSEURS

La verveine officinale (*Verbena officinalis*), plante des talus et des bords de chemin, affiche une allure modeste. Avec sa silhouette dégingandée, ses discrètes petites fleurs violettes aux corolles tubulaires poussant en épis, elle ne paie pas de mine même si elle possède un long passé de plante sacrée, sorcière ou guérisseuse.

Une discrétion en opposition avec l'exubérance et l'enthousiasme des caractères « verveine ». La plante appartient en effet au groupe des 12 états d'âme types définis par Bach. Une personnalité « verveine » développe des idées et des projets qu'elle veut à tout prix faire partager. Elle déploie toute son énergie pour y arriver. Elle en fait trop, tourne à plein régime jusqu'à se fatiguer et à lasser l'entourage. L'élixir verveine aide à retrouver un juste milieu et, avec moins de rigidité dans l'attitude et plus de décontraction, à laisser les autres respirer et penser à leur guise.

42. Fatigue

Le premier remède serait de se reposer, mais on n'en a parfois ni le temps, ni l'envie…

Fatigue physique

En premier choix : élixir composé Énergie (centaurée, charme, chêne, églantine, olivier). On peut l'accompagner d'une vaporisation du parfum d'ambiance Énergie autour de soi le matin si on prévoit une longue journée et d'applications ponctuelles du roll-on Énergie sur les poignets ou à la naissance du cou pour reprendre des forces.

« Je suggère Charme (hornbeam) le matin pour rebooster. » (Martine, conseillère en Fleurs de Bach)

- **Quand on a la sensation d'avoir épuisé ses réserves :** olivier (*olive*).

En complément parfumé : vaporiser le parfum Vivacité(s), notamment sur les mains et la plante des pieds, pour recharger ses forces. Et ne pas hésiter à décliner la gamme Vivacité(s).

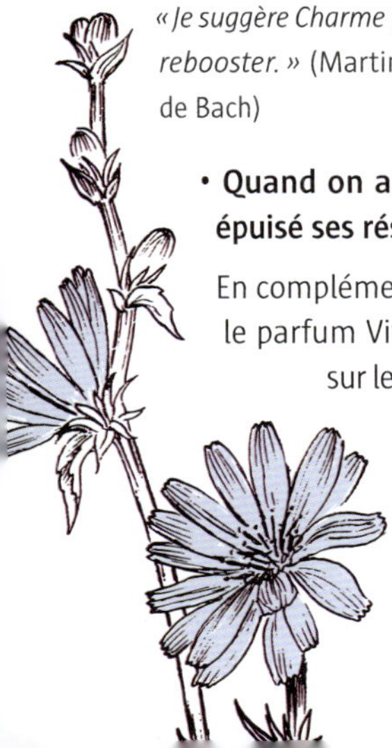

Fatigue psychique, lassitude

Avec les mêmes modes d'application que dans le cas de la fatigue physique : élixir composé Énergie (centaurée, charme, chêne, églantine, olivier) en gouttes, en parfum d'ambiance et en roll-on.

- **Avec une perte de vitalité par lassitude envers le train-train quotidien :** églantine (*wild rose*).
- **Quand on se sent au bout du rouleau, avec l'impression qu'on a atteint ses limites :** châtaignier (*sweet chestnut*).

En complément parfumé : l'eau de toilette et le gel douche bio Allégresse recèlent les élixirs du composé Énergie.

« L'eau de toilette Allégresse semble volatile. Néanmoins, au bout d'un mois d'imprégnation quotidienne, elle commence à bien tenir et on ressent un vrai regain d'énergie. » (Claire, conseillère en fleurs de Bach)

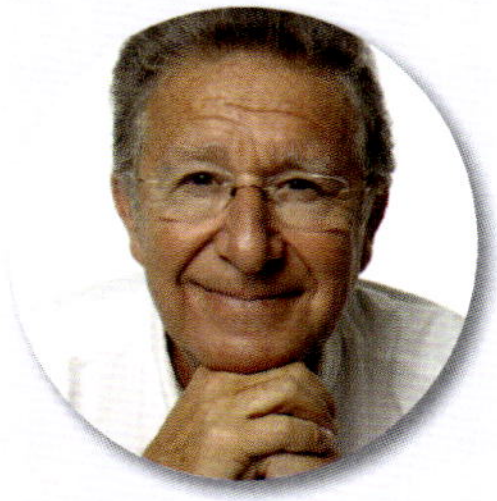

10 questions à Gérard Wolf, créateur d'Elixirs & Co

Gérard Wolf est le pionnier du développement des Fleurs de Bach en France.

1 QUAND AVEZ-VOUS DÉCOUVERT LES FLEURS DE BACH ?

À la fin des années 1980. Après vingt ans dans la production de films, j'ai souhaité changer d'orientation sans trop savoir quoi faire. J'avais notamment acheté un peu au hasard un livre sur les fleurs de Bach qui m'avait laissé dubitatif. Autour de moi, certains connaissaient et trouvaient ça pas mal. Passant un jour à Paris devant la librairie Médicis, j'ai découvert que toute la vitrine était consacrée à ce thème et j'ai demandé où l'on pouvait se procurer de ces fameuses fleurs. J'ai acheté du remède Urgences (Rescue) dans une herboristerie voisine, à un prix qui m'a paru exorbitant. Et j'ai aussitôt oublié le flacon dans un tiroir. Je cherchais alors à me séparer de ma société et j'avais trouvé un acheteur en Allemagne quand j'ai appris que mon partenaire refusait de vendre. Je me sentais coincé, très en colère et ruminais nuit et jour. Un soir, je me suis souvenu du Rescue, j'ai mis la main sur le flacon et j'en ai pris à plusieurs reprises. Très vite, j'ai trouvé la solution pour me tirer d'affaire. C'est ce qui m'a décidé à me consacrer aux fleurs de Bach. Même si je ne connaissais encore de la nature que les terrains de golf…

2 QUAND AVEZ-VOUS COMMENCÉ À EN FABRIQUER ?

En 1991. L'hélianthème a été la première fleur que j'ai trouvée, en montagne, totalement jaune, si solaire. J'organisais parfois au sein d'une association des sorties au cours desquelles nous fabriquions des élixirs.

J'ai commencé à vendre de ma propre production en 1993, quand j'ai ouvert une première boutique à Paris. J'ai commercialisé ce que j'avais élaboré seul et non en groupe, où chacun repartait avec son flacon. À cette date, c'est la Grande-Bretagne qui fournissait encore la France. Il m'a fallu deux ans pour achever de réaliser la gamme complète des 38 élixirs. Dès 1992, j'ai aussi organisé conférences, séminaires, ateliers et stages dans la nature ainsi que deux congrès internationaux, dont le second en 2006 à l'occasion du 120e anniversaire de la naissance du Dr Bach.

3 DITES-NOUS EN PLUS SUR VOS CUEILLETTES.

Je pars avec un sac à dos où je transporte mon attirail : entonnoir en verre, filtres en papier non traité, étiquettes, eau de source (quand j'en trouve sur place, je fais analyser l'eau avant), réchaud, sécateur, Flore pour identifier avec certitude le végétal qui avait été retenu par Bach. Des bouteilles et des flacons. L'une des premières cueillettes de l'année avec le tremble et l'orme, ce sont les fleurs du prunier myrobolan (cherry plum). Il faut repérer un endroit à l'écart avec de beaux arbres sains et choisir le bon moment, c'est-à-dire avant la pollinisation, selon les recommandations de Bach. Le végétal doit être sec, ce qui signifie attendre 8 h 30-9 h un matin de printemps ensoleillé pour le prunier. Je coupe fleurs et feuilles sur 10 à 12 cm, sur autant d'arbres que possible. Je remplis aux trois quarts un récipient de 2 l, recouvre d'eau, fais bouillir, maintiens l'ébullition une demi-heure puis laisse refroidir avant de filtrer. J'emplis une bouteille à moitié et complète avec un cognac ou brandy bio à 40 °. L'essence-mère obtenue titre donc 20 ° et se conserve indéfiniment.

C'est ce qu'on appelle la technique de l'ébullition, qui concerne 18 élixirs.

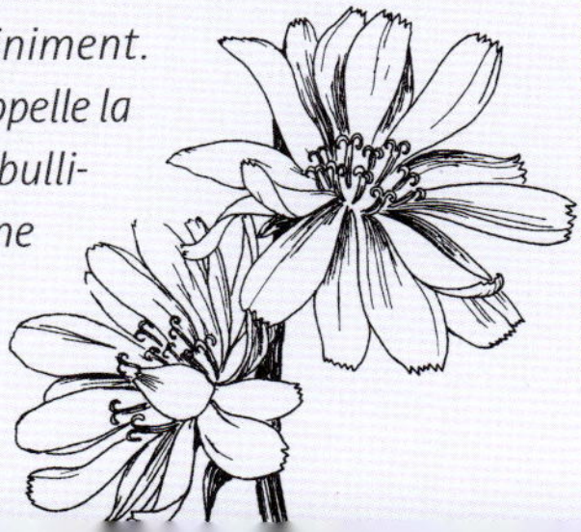

4 POUR LES ÉLIXIRS OBTENUS PAR SOLARISATION, COMMENT PROCÉDEZ-VOUS ?

J'emporte des bols en verre très fin où je dispose les fleurs cueillies avec l'eau de source. Je guette les belles journées de façon à disposer d'au moins plusieurs heures d'exposition du bol au soleil, même si un végétal fragile comme la chicorée sauvage a besoin de moins : j'arrête quand la fleur a donné ses couleurs à l'eau. Je commence généralement en avril par l'ajonc dans la forêt de Brocéliande. Comme elle est devenue très fréquentée, je cueille aussi dans le Périgord noir et sur la presqu'île de Quiberon.

Pour l'eau de roche (rock water), après en avoir pris à la fontaine de Barenton, celle de Merlin, trop courue aujourd'hui, je la prélève maintenant dans le Périgord noir. Elle coule à l'abri d'un site préhistorique. Je m'en occupe en juillet, au plus chaud de l'année, car je la laisse au soleil pour la dynamiser.

5 QUELS SONT LES VÉGÉTAUX LES PLUS DIFFICILES À TROUVER ?

La gnavelle annuelle (scleranthus), une plante de quelques centimètres de haut n'est pas évidente à dénicher. À mes débuts, j'en avais trouvé dans les Pyrénées-Orientales. L'année suivante, quand *je suis revenu, plus rien ! Je logeais dans un gîte, j'étais dépité, cela se voyait tant qu'un groupe de parapentistes a voulu me changer les idées et m'a emmené sur leur terrain d'envol. L'un d'eux a mal atterri et je me suis précipité avec mon flacon d'Urgences* (adapté du remède Rescue créé par le Dr Bach) *pour lui venir en aide. Il a ouvert un œil et quand on l'a aidé à se relever, j'ai découvert qu'il était tombé… sur une touffe de gnavelle. J'ai appris par la suite que les graines sont disséminées par les lapins qui en sont de grands amateurs.*

L'hottonie des marais (water violet) qui s'épanouit dans les filets d'eau au fond des fossés est menacée par la pollution. J'ai réussi à en réacclimater dans des petits ruisseaux d'eau claire près des Eyzies en Dordogne. En deux ans, elle a bien prospéré. En revanche, pour la mimule (mimulus) qui pousse dans la vallée suisse de Joux, l'acclimatation en France n'a pas réussi. Elle est proposée maintenant chez les pépiniéristes, mais pour réaliser des fleurs de Bach, rien ne vaut les végétaux sauvages qui se développent de façon naturelle.

Nous avons des stocks, il faut très peu d'essence-mère pour faire un flacon d'élixir et par ailleurs pour les années où une essence se ferait plus rare, la Guilde des fleurs de Bach a instauré une banque d'essences-mères. Ainsi, la gentiane de Bach, espèce protégée en France, prospère en Grande-Bretagne.

6 AVEZ-VOUS DES EXEMPLES DE THÉRAPIES RÉUSSIES AVEC LES FDB QUI VOUS ONT ÉPATÉ ?

Oui, je me souviens d'un ami qui avait des calculs biliaires comme le montrait la radio de sa vésicule. Il rechignait à se faire opérer. Je lui ai préparé un élixir composé en tenant compte de sa personnalité. Au bout de trois mois, il est retourné voir son médecin qui l'a presque envoyé promener car sur une radio plus récente, tous les calculs avaient disparu.

7 COMMENT EXPLIQUEZ-VOUS L'ACTION DES FLEURS DE BACH ?

Pour l'instant, nous n'avons que des hypothèses. J'en retiendrai une qui me paraît une piste intéressante : une action des fleurs de Bach sur les neurotransmetteurs qui agissent sur notre équilibre physique et psychique. Par ailleurs, nous nourrissons notre organisme de substances végétales et animales. Il y a une biocompatibilité, c'est-à-dire une facilité d'assimilation du végétal par l'humain. Il ne me semblerait donc pas extraordinaire que le végétal puisse nous apporter des éléments d'information. On ne peut exclure que cette information circule partout dans le vaste univers du vivant auquel nous appartenons.

8 VOTRE MARQUE POSSÈDE MAINTENANT UN CATALOGUE DE 150 RÉFÉRENCES. COMMENT AVEZ-VOUS EU L'IDÉE DE NOUVEAUX PRODUITS ?

Des vétérinaires m'ont demandé un jour de trouver une façon simple et pratique de calmer les animaux dans leur salle d'attente. J'ai pensé à une diffusion en spray du remède Urgences. Ce fut le premier déclic. Le deuxième s'est produit en consultant les centaines de fiches rédigées quand je donnais des conseils. J'ai réalisé que les mêmes plaintes revenaient en boucle : stress, manque de sommeil, peurs, déprime… En m'inspirant d'Urgences, j'ai alors imaginé des combinaisons toutes prêtes pour ces thèmes récurrents. Les clients ont tout de suite adhéré et, en 1995, j'ai déjà commencé à en proposer une dizaine.

9 QUELS SONT LES « FLEURS » ET LES PRODUITS QUI MARCHENT LE MIEUX ?

Les composés pour le sommeil, le stress, la confiance. Les parfums aussi séduisent beaucoup, comme les brumes d'ambiance, ou les roll-on qui associent fleurs de Bach et huiles essentielles.

10 QUELLES SONT LES FLEURS DE BACH LES PLUS DEMANDÉES ET CELLES QUI LE SONT MOINS ?

Parmi les plus demandées, on trouve la dame d'onze heures, le marronnier blanc et le noyer, utile dans les périodes d'adaptation ou d'inquiétude sur l'avenir. Pour les moins demandées : l'hottonie des marais, la vigne, la bruyère, le hêtre, la chicorée, le saule. Leur description est parfois décourageante pour l'ego : qui accepte facilement de se reconnaître en personnage hautain, en râleur chronique, ou en casse-pied larmoyant ? Mais elles sont intégrées dans les composés.

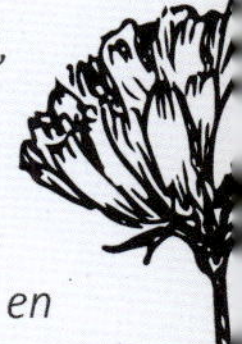

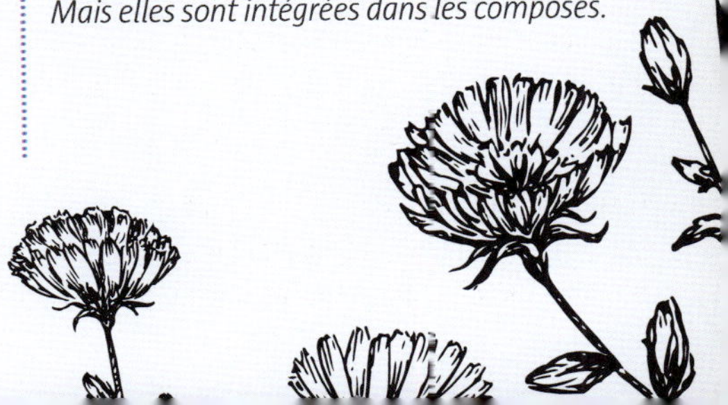

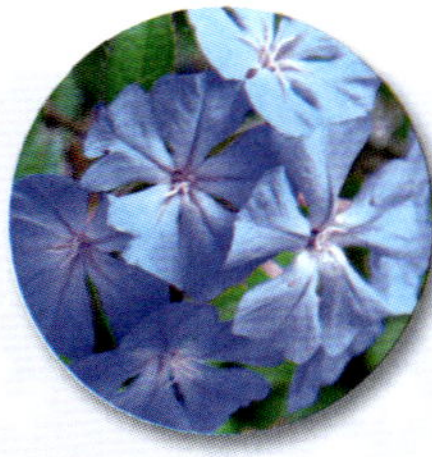

Le plumbago
cerato - Ceratostigma willmottiana

De l'incertitude à la sagesse.

GROUPE « DOUTES ET INCERTITUDES »
L'UN DES DOUZE GUÉRISSEURS

Les premiers plants de plumbago (*Ceratostigma willmottiana*) rapportés de Chine pour le compte d'une aristocrate anglaise se sont vite acclimatés dans les jardins britanniques. Le ton bleu électrique de ses fleurs et leur longue floraison l'ont popularisé. Le plumbago est un arbuste dont les tiges rougeâtres se développent en buisson. Ses feuilles caduques affichent des tons changeants. Rouges en naissant, puis d'un vert profond, elles virent au framboise et au jaune vif en automne. La teinte des fleurs évolue aussi selon leur maturité, une versatilité à mettre en parallèle avec les états « plumbago ».

Bach destinait le remède à ceux qui n'osent pas suivre leurs intuitions : « ils n'ont pas assez de confiance en eux-mêmes pour pouvoir prendre des décisions autonomes. Ils demandent toujours conseil aux autres, mais souvent se fourvoient en les appliquant. » « Plumbago » peut finir par lasser en sollicitant trop l'entourage. L'élixir ne concerne pas seulement les états passagers, car il appartient au groupe des douze personnalités types, qui présentent des comportements plus ancrés. Le remède aide à retrouver confiance et à suivre son intuition dans ses choix en écoutant sa « petite voix » intérieure.

43. Hésitation, indécision

Un pas en avant, deux en arrière...

En premier choix : élixir composé Motivation (églantine, aigremoine, clématite, orme, ajonc, charme, chèvrefeuille) et/ou élixir composé Timidité (aigremoine, bruyère, mélèze, mimule, marronnier rouge, noyer, plumbago).

- **Quand on a du mal à choisir entre plusieurs possibilités :** gnavelle (*scleranthus*).
- **Par manque de but précis :** avoine sauvage (*wild oat*).
- **Si, en pensant à une situation, on en retient d'abord les obstacles :** gentiane (*gentian*).
- **Quand on passe son temps à demander conseil, par manque de confiance en soi :** plumbago (*cerato*).

« Plumbago est le premier élixir que j'ai testé, il m'a vraiment aidée à faire confiance à mon intuition. » (Martine, conseillère en fleurs de Bach)

En complément parfumé : l'eau de toilette et le gel douche bio Audace contiennent les élixirs du composé Confiance.

44. Honte

La honte est un sentiment complexe qui ne se dompte pas à la seconde ; les élixirs floraux peuvent apporter une aide.

- **Associée à un manque de confiance en soi :** mélèze (*larch*).
- **Doublée d'un sentiment de culpabilité :** pin (*pine*).
- **En se sentant « sali » :** pommier sauvage (*crab apple*).

En complément parfumé : l'eau de parfum Présence(s) et les autres produits de la gamme apportent de l'apaisement et aident à se sentir en accord avec soi-même. Tous renferment notamment du pin contre le sentiment de culpabilité et du pommier sauvage pour une meilleure acceptation de soi.

45. Hypersensibilité

L'hypersensibilité n'est pas un défaut, mais être sans cesse à fleur de peau, tout capter, le bon comme le mauvais, peut entretenir la fatigue.

- **Quand on la dissimule :** aigremoine (*agrimony*).
- **Avec trop de sensibilité aux demandes de l'entourage :** centaurée (*centaury*).
- **En se réfugiant dans ses pensées pour échapper aux désagréments de la réalité :** clématite (*clematis*).
- **Associée à de nombreuses peurs :** mimule (*mimulus*).

En complément parfumé : l'eau de toilette et le gel douche bio Harmonie possèdent les élixirs du composé Urgences.

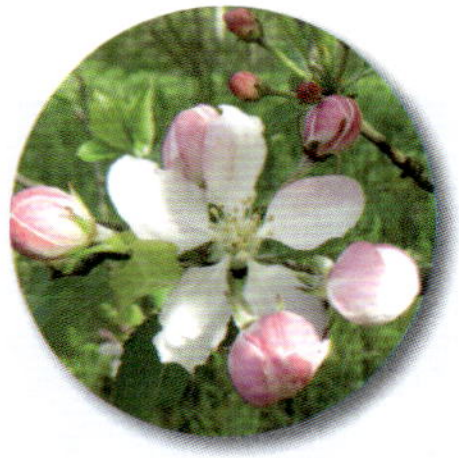

Le pommier sauvage

crab apple - Malus sylvestris

Du dégoût à plus d'harmonie intérieure.

GROUPE « TRISTESSE ET DÉPRIME »

Le pommier sauvage (*Malus sylvestris*), petit arbre des haies et des lisières de bois, fructifie comme son cousin cultivé. Ses fruits à la saveur acide, voire âpre et râpeuse, font pourtant le délice des animaux. Il est vrai que les pommes se sucrent en fermentant au sol. Le pommier sauvage prend une allure spectaculaire durant sa floraison. La multitude de ses boutons roses s'épanouit en fleurs d'un blanc velouté dont le léger parfum miellé attire les abeilles. Il y a un contraste saisissant entre leur éclat lumineux et pur et les troncs tortueux, comme souffreteux, parfois envahis de mousses ou de lichens peu attirants. L'élixir est le « purificateur », l'un des grands remèdes de Bach, qu'il recommandait d'utiliser en interne comme par voie externe. « Étant un nettoyant, ce remède purifie les plaies si le patient a des raisons de croire que quelque poison y est entré qui doit en être expulsé. » Il est recommandé pour les problèmes de peau mais aussi dans tous les cas où prédominent des sensations de dégoût ou de souillure morale ou physique. L'éventail est large : on peut détester son apparence, vouloir changer des habitudes sans y parvenir, fuir des contacts, craindre la saleté, le désordre, se trouver encombré de pensées parasites. Cet élixir destiné à « ceux qui se sentent comme s'il y avait quelque chose de pas très net en eux », selon les termes du docteur Bach, apporte une sensation de purification libératrice. Le pommier sauvage s'adresse également aux esprits qui se fixent sur des détails parfois sans importance, en oubliant de prendre de la distance et de relativiser. Il permet une meilleure acceptation de soi, et aide à remettre choses et événements à leur juste place.

46. Impatience

Vite, vite, on s'empresse, on piaffe, on s'énerve...

• **Associée à de l'exaltation :** verveine (*vervain*).

• **Avec la volonté d'imposer ses vues :** vigne (*vine*).

• **Pour les pressés aux réactions rapides :** impatiente (*impatiens*).

47. Inconstance (découragement rapide)

Quand la versatilité joue avec l'instabilité.

En premier choix : élixir composé Motivation (églantine, aigremoine, clématite, orme, ajonc, charme, chèvrefeuille).

• **Pour les pessimistes :** gentiane (*gentian*).

• **Quand on laisse vite tomber car on se sent a priori incapable :** mélèze (*larch*).

48. Influençable

Quand le dernier qui a parlé a raison...

En premier choix, quand on doute de soi : élixir composé Confiance (avoine sauvage, centaurée, gentiane, gnavelle, orme, mélèze, plumbago).

• **Quand on préfère céder pour éviter les conflits :** aigremoine (*agrimony*).

• **Par manque de confiance en soi :** mélèze (*larch*).

• **Car on a des doutes envers son propre jugement :** plumbago (*cerato*).

« Je conseille le noyer en protection des influences négatives. » (Martine, conseillère en fleurs de Bach)

• **Quand on a du mal à dire non :** centaurée (*centaury*).

En complément parfumé : le parfum Vivacité(s) renferme des élixirs comme la centaurée ou le marronnier blanc (clarté d'esprit) ou le mélèze (esprit d'entreprise) qui apportent de l'assurance, confortée par les notes épicées de sa fragrance. On peut également choisir d'autres produits de la gamme Vivacité(s).

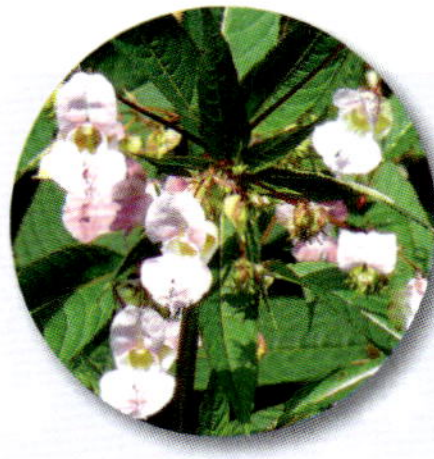

L'impatiente

impatiens - Impatiens glandulifera

De l'impatience à plus de calme.

GROUPE « SOLITUDE »

L'UN DES DOUZE GUÉRISSEURS

L'impatiente (*Impatiens glandulifera*) appelée également balsamine géante ou de l'Himalaya a été introduite dans les jardins européens au XIXe siècle et elle s'y est si bien acclimatée qu'elle a essaimé jusqu'à devenir invasive. Elle lâche ses graines à maturité de manière si explosive qu'elles bondissent au loin avec force, ce qui contribue à sa prolifération. C'est une herbacée vigoureuse à la croissance rapide, très florifère et qui prospère près des ruisseaux et des rivières en terrain frais. Sa structure et son mode d'expansion donnent une image de vélocité énergique. Ses fleurs en grappes souples ressemblent un peu à des orchidées avec des tons rouge, rose, plus rarement mauve. C'est pourtant la couleur élue par Bach pour élaborer son élixir. Son odeur forte et âcre attire bourdons et abeilles. L'impatiente a été la première fleur choisie par Bach, en résonnance avec son état d'esprit du moment, quand il était pressé par ses nouvelles recherches. Il la destinait à « ceux qui sont vifs d'esprit et d'action et qui veulent que toutes choses soient faites sans hésitation ni retard. » Cette rapidité peut rendre intolérant, voire irritable quand on trouve que rien ni personne ne va assez vite, et elle incite à se débrouiller tout seul. Le docteur a classé ce remède parmi les états d'âme « solitude ». L'élixir régule l'énergie et la tension nerveuse des états et des caractères « impatiente ». Il calme les hyperactifs et permet de mieux s'accorder au rythme des autres.

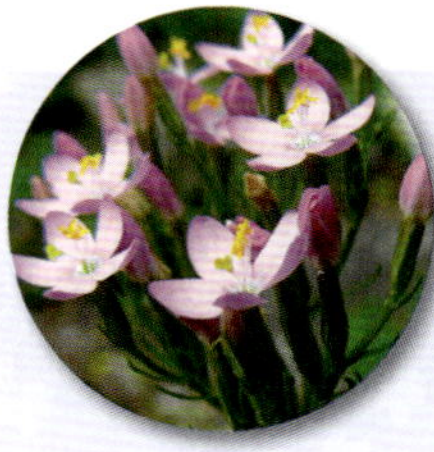

La centaurée
centaury - Centaurium umbellatum

De la faiblesse à l'affirmation de soi.

GROUPE « VULNÉRABILITÉ ET ÉMOTIVITÉ »
L'UN DES DOUZE GUÉRISSEURS

La petite centaurée (*Centaurium umbellatum*), plante commune des bords de chemin, appartient à la famille botanique de la gentiane, dont elle a la saveur amère. D'une apparence discrète, elle est parfois difficile à repérer, surtout avant l'épanouissement de ses fleurs disposées en ombelles, d'un joli rose doux. Elles se ferment dès que le temps se met au gris. C'est le vent qui disperse ses minuscules graines. Cet effacement est à mettre en parallèle avec les états émotionnels associés à l'élixir centaurée, destiné, selon Bach, à ceux qui « sont si désireux d'aider qu'ils deviennent des serviteurs plus que des aides bénévoles. Leur bonne nature les entraîne à faire plus que leur part de travail et, ce faisant, ils peuvent négliger leur propre mission particulière dans la vie ». Dévouement et oubli de soi, volonté trop faible, passivité sont aussi des traits de caractère de la personnalité « centaurée », l'un des douze profils types définis par Bach. Le remède fait prendre conscience de ses propres désirs, ce qui permet de les affirmer et de dire non quand cela s'avère nécessaire.

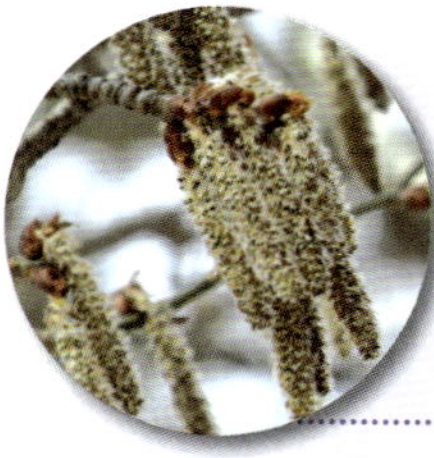

Le tremble
aspen - Populus tremula

Des angoisses vagues à une lucidité confiante.

GROUPE « PEURS ET INSÉCURITÉ »

Le tremble (*Populus tremula*) de la même famille que le saule est un arbre à la silhouette fine, poussant plutôt en lisière de forêt. Il doit son nom à son feuillage léger qui tressaille au moindre souffle. Ses petites feuilles arrondies si frémissantes virent au jaune d'or à l'automne. Chatons mâles et femelles qui apparaissent en fin d'hiver entrent tous deux dans l'élaboration de l'élixir. La mise en parallèle avec les états émotionnels associés au tremble est l'une des plus lisibles. Le remède concerne les peurs et les angoisses diffuses, et sans motif conscient, une hypersensibilité à fleur de peau qui capte comme une éponge les moindres variations de l'environnement. Les enfants qui ont des terreurs nocturnes ou peur de monstres mystérieux quand ils se mettent au lit devraient tirer profit du tremble. Le remède est tenu pour sécurisant et protecteur.

49. Inquiétude

Quand elle est chronique, elle flirte avec l'anxiété.

• **Si elle se dissimule sous de la jovialité :** aigremoine (*agrimony*).

• **En se faisant du souci pour ses proches :** marronnier rouge (*red chestnut*).

• **Si elle est présente et s'exprime à satiété dans les propos :** bruyère (*heather*).

• **Si on la ressent comme constante, avec les mêmes préoccupations en boucle :** marronnier blanc (*white chestnut*).

• **Si on en ignore les motifs :** tremble (*aspen*).

En compléments parfumés : l'eau de toilette et le gel douche bio Félicité renferment les élixirs du composé Stress, comme le parfum d'ambiance Stress.

50. Insomnie

Les mauvaises nuits sont largement partagées : les troubles du sommeil touchent une personne sur trois en France et l'insomnie chronique en concerne une sur cinq.

En premier choix : élixir composé Sommeil (dame d'onze heures, marronnier blanc, marronnier rouge, verveine, tremble) par voie orale. On peut tester d'abord 4 gouttes le soir au coucher. Ne pas hésiter à reprendre des gouttes lors de réveils nocturnes.

« En cas d'insomnies sévères, on peut prendre le composé Sommeil tout au long de la journée, à raison de 4 gouttes dans un verre d'eau, 3 à 6 fois. Un dosage à ajuster, car tout le monde ne réagit pas de façon identique. » (Martine, conseillère en Fleurs de Bach)

• **En externe :** 4 à 5 vaporisations du parfum d'ambiance Sommeil dans la chambre au coucher. Avant d'aller au lit, on peut passer le roll-on Sommeil sur les poignets et sur les tempes en respirant le parfum de ses 4 huiles essentielles rassurantes (orange douce, amyris, mandarine verte, néroli).

L'élixir composé Sommeil est à associer si nécessaire à l'élixir composé Lâcher-prise (chicorée, eau de roche, hêtre, hottonie des marais, houx, saule, vigne).

« Une femme de 70 ans, insomniaque chronique depuis des décennies, se réveillait tous les jours à 3 heures du matin. Pour tuer le temps, elle avait pris l'habitude de se lever et de prendre son petit-déjeuner. Je lui ai conseillé l'élixir composé Lâcher-prise, ainsi que l'élixir composé Sommeil et le roll-on sommeil. Il lui a fallu un peu de temps mais en deux-trois ans, elle a retrouvé des nuits normales, avec des heures de petit-déjeuner plus classiques. » (Martine, conseillère en fleurs de Bach)

« On peut tester dans la journée l'élixir composé Lâcher-prise et Urgences, associé au spray Énergie pour ne pas se sentir trop mou, et utiliser l'élixir composé Sommeil au coucher. » (Claire, conseillère en fleurs de Bach)

• **Quand on a des soucis que l'on garde pour soi :** aigremoine (*agrimony*).

• **Quand l'insomnie s'accompagne d'angoisse :** tremble (*aspen*).

• **Lorsqu'on est trop excité pour se relaxer :** verveine (*vervain*).

• **Lorsqu'on a comme un petit vélo dans la tête avec un carrousel de pensées qui s'agitent en boucle :** marronnier blanc (*white chestnut*).

En complément parfumé : l'eau de toilette et le gel douche bio Félicité renferment les élixirs du composé Stress aux effets relaxants, comme la ligne de soins bio anti-stress.

51. Intoxications, addictions

Au tabac, aux cocktails, aux plats en sauce, mais aussi aux jeux vidéo ou au shopping.

En premier choix : élixir composé Dépendances (aigremoine, bourgeons de marronnier, centaurée, chicorée, noyer, pommier sauvage, prunus).

• **Si on se sent en permanence dans l'excès :** on peut débuter avec l'élixir composé Détox (aigremoine, eau de roche, orme, olivier, pommier sauvage, verveine) et faire le point au bout de trois semaines.

• **Si on veut arrêter la cigarette :** élixir composé Stop-tabac (aigremoine, bourgeons de marronnier, centaurée, impatiente, noyer, orme, prunus).

« Je recommande le composé Stop-tabac à condition de souhaiter vraiment arrêter. » (Martine, conseillère fleurs de Bach)

• **Pour accompagner un sevrage, après l'arrêt d'un traitement médicamenteux lourd :** pommier sauvage (*crab apple*).

• **En remettant toujours au lendemain la décision d'arrêter (de fumer, boire, etc.) :** charme (*hornbeam*).

• **Quand on boit, que l'on fume ou que l'on mange trop pour oublier ses soucis :** aigremoine (*agrimony*).

52. Irresponsabilité

L'insouciance d'une cigale ?

• **Avec nombrilisme, en ne pensant qu'à soi :** bruyère (*heather*).

• **Avec la crainte d'agir sur un coup de tête :** prunus (*cherry plum*).

• **Associée à un comportement de type « panier percé » :** avoine sauvage (*wild oat*).

53. Jalousie

Jalousie-envie ou jalousie amoureuse : toutes deux sont ennemies de la sérénité.

• **En éprouvant du ressentiment envers la réussite des autres :** saule (*willow*).

• **Avec des pensées obsessionnelles qui tournent sans cesse en tête :** marronnier blanc (*white chestnut*).

• **En se sentant au bord de l'explosion émotionnelle :** prunus (*cherry plum*).

• **Avec un désir de vengeance :** houx (*holly*). Edward Bach affirmait que le houx « déverrouille le cœur ».

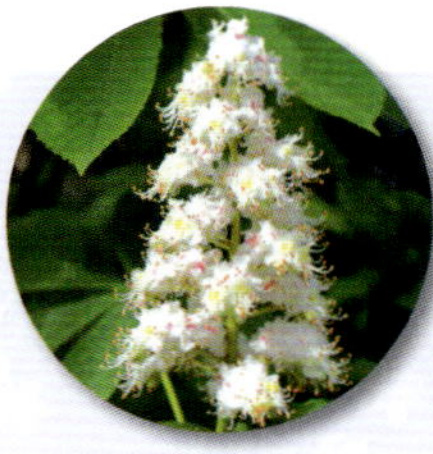

Le marronnier blanc
white chestnut - Aesculus hippocastanum

De la rumination à l'apaisement mental.

GROUPE « MANQUES D'INTÉRÊT »

Bien acclimaté dans les parcs et les jardins, le marronnier d'Inde à fleurs blanches (*Aesculus hippocastanum*) est en réalité originaire d'Asie centrale, de l'Himalaya ou du Caucase. Bach l'a employé à deux reprises, pour ses bourgeons (cf. encadré p. 68) ainsi que pour ses fleurs très parfumées à maturité et appréciées des abeilles. Elles se dévoilent en pétales blancs tachetés d'un jaune qui vire au rouge après la pollinisation. Regroupées en grappes pyramidales, elles s'ouvrent de façon irrégulière, donnant une impression globale confuse. Malgré leur profusion, elles produisent peu de graines, dont quelques-unes seulement parviendront à former des marrons.

Ce foisonnement floral qui fructifie si peu est une illustration évocatrice du remède, destiné aux hyperactifs du mental, à ceux dont les pensées envahissantes et obsessionnelles tournent en rond dans la tête sans aboutir. Cet harassant dialogue intérieur qui se répète en boucle nourrit souvent les insomnies. Le marronnier blanc est conseillé pour dissoudre ce processus de pensées qui bégaient et pour apporter calme et clarté d'esprit.

54. Jamais content

Des élixirs pour parvenir à voir le verre à moitié plein plutôt qu'à moitié vide.

• **Pour prendre ce qui arrive de façon plus détendue :** élixir composé Lâcher-prise (chicorée, eau de roche, hottonie des marais, houx, saule, vigne).

• **En accusant les autres de son sort :** saule (*willow*).

• **En critiquant les faiblesses des autres :** hêtre (*beech*).

• **En éprouvant un sentiment de jalousie ou d'envie :** houx (*holly*).

• **Avec une insatisfaction envers la vie qu'on a :** avoine sauvage (*wild oat*).

55. Libido exacerbée

Quand on en souffre...

Si nécessaire : élixir composé Dépendances (aigremoine, bourgeons de marronnier, centaurée, chicorée, noyer, pommier sauvage, prunus).

• **Associée à des comportements impulsifs :** prunus (*cherry plum*).

• **Avec une addiction au sexe :** aigremoine (*agrimony*).

• **En éprouvant du dégoût envers sa propre attitude :** pommier sauvage (*crab apple*).

56. Manque d'estime de soi

Une fragilité dont on ne vient pas à bout d'un seul coup de baguette magique.

En premier choix : élixir composé Confiance (avoine sauvage, centaurée, gentiane, gnavelle, orme, mélèze, plumbago).

• **Avec une image dévalorisée de soi :** pin (*pine*).

• **Avec la crainte de l'échec :** mélèze (*larch*).

En complément parfumé : l'eau de toilette et le gel douche bio Audace renferment les fleurs du composé Confiance, associées à une fragrance gourmande (ylang-ylang, frangipanier, clou de girofle) et rassurante.

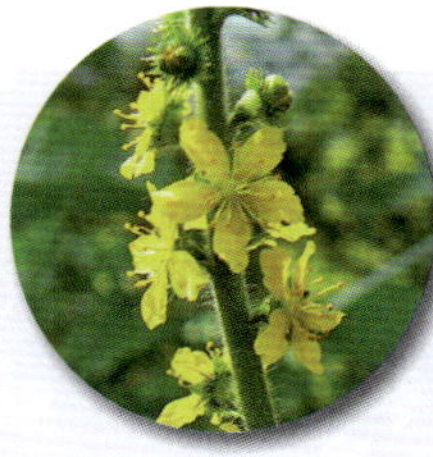

L'aigremoine

agrimony - Agrimonia eupatoria et Agrimonia odorata

Du masque jovial à la tranquillité intérieure.

GROUPE « VULNÉRABILITÉ ET ÉMOTIVITÉ »

L'UNE DES SEPT AIDES POUR LES MAUX CHRONIQUES

L'aigremoine (*Agrimonia eupatoria et odorata*) est une plante herbacée commune, une familière des bords de chemin où il y a du passage, ce qui participe à sa dissémination car ses petits fruits à crochets s'attachent facilement aux vêtements et au pelage des animaux. Elle est connue et utilisée depuis l'Antiquité pour ses vertus médicinales. Lors de sa floraison estivale, elle produit une hampe portant des petites fleurs jaunes parfumées qui s'ouvrent peu à peu tout le long de la tige en s'étageant en grappes. Leur légèreté gracieuse contraste avec la racine de l'aigremoine qui s'enfouit loin dans le sol et le choix solitaire de ses emplacements, car, même très répandue, elle ne pousse pas en colonies.

Est-ce cette dualité qui a attiré l'attention du docteur Bach sur cette fleur ? Il la destinait à « l'armée de gens qui souffrent et qui cachent si souvent leur tourment sous des sourires et de la jovialité ». Même tristes et préoccupés, les tempéraments « aigremoine » dissimulent leurs préoccupations sous le masque de la jovialité. Ils calment volontiers leurs angoisses par le biais de conduites addictives : à la cigarette, à l'alcool, à la nourriture, préférant la compagnie à la solitude. L'humour et l'action leur permettent de se dérober à des souffrances intimes qu'ils ne souhaitent pas faire partager. L'élixir aigremoine aide à atteindre la paix intérieure en s'ouvrant à ses propres faiblesses et en acceptant de les affronter.

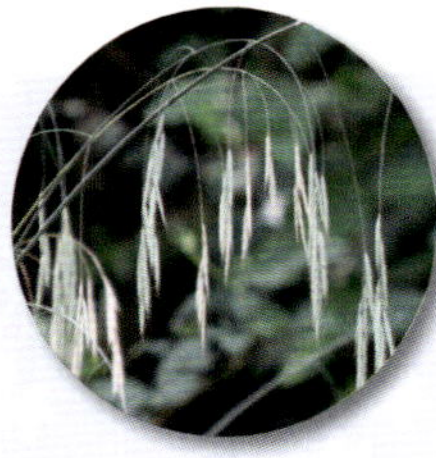

L'avoine sauvage
wild oat - Bromus ramosus

Du flou dans la tête à plus de concrétisation.

GROUPE « DOUTES ET INCERTITUDES »

L'UNE DES SEPT AIDES POUR LES MAUX CHRONIQUES

Appelée par Bach avoine sauvage (il s'agit en fait du brome rameux, *Bromus ramosus*), cette herbe commune des bois et des clairières est une graminée vivace de taille élevée. Ses tiges tubulaires peuvent atteindre jusqu'à 2 mètres. Elles se courbent et penchent lors de la floraison estivale, lorsque les petits épis terminaux portent quelques fleurs qui produiront des graines munies de poils raides facilitant leur arrimage. Alors que les épis de l'avoine sauvage s'accrochent partout, l'élixir tiré de ses fleurs concerne ceux qui ne s'agrippent à rien. Dans un entre-deux flottant, ils touchent à tout sans parvenir à faire aboutir leurs projets, ce qui les frustre et les mécontente. Le remède s'adresse aux adolescents qui cherchent leur voie, aux personnes qui dilapident leur énergie en naviguant d'une occupation à l'autre et ne parviennent pas à se fixer alors que file leur vie. L'élixir contribue à faire émerger des objectifs et à aider à s'y tenir. Bach recommandait ce remède « dans les cas qui ne répondent à aucune autre plante ou quand il semble difficile de décider laquelle donner. » Dans ce cas, l'avoine sauvage est plutôt destinée aux natures calmes.

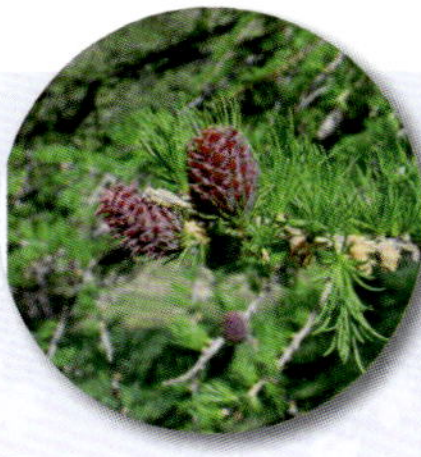

Le mélèze
larch - Larix decidua

Du manque de confiance en soi à plus d'affirmation.

GROUPE « TRISTESSE ET DÉPRIME »

Perdre ses feuilles en hiver est rare chez les conifères, et le mélèze (*Larix decidua*) est l'un des seuls à le faire, comme il est le seul de sa famille botanique à posséder des aiguilles qui pourrissent vite et peuvent donner un terreau fertile. Bel arbre résineux au tronc droit, au bois imputrescible et aux branches disposées irrégulièrement, il accepte les terrains hostiles. Il grandit vite, surtout s'il reçoit beaucoup de lumière. Il produit des chatons mâles jaunes et des chatons femelles rose vif. La fructification donne des petits cônes abritant des graines à ailettes, dispersées par le vent et appréciées des oiseaux ou des écureuils. Il offre une image contrastée de stabilité et de dénuement cyclique, quand en hiver, il affiche une longue silhouette déplumée.

L'élixir de mélèze est destiné ceux qui n'osent pas se lancer, voire n'essaient même pas, par crainte de l'échec. La comparaison avec la réussite des autres ne suscite pas de l'envie, mais un sentiment d'infériorité. Le remède donne de l'élan pour des prises de risque, une meilleure affirmation de soi, éveillant la persévérance et l'aptitude à saisir sa chance.

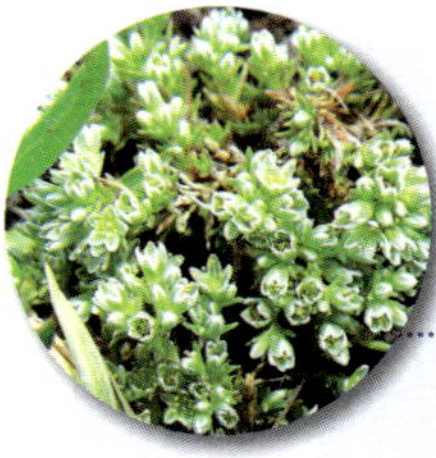

La gnavelle
scleranthus - Scleranthus annuus

De l'indécision à plus de résolution.

« DOUTES ET INCERTITUDES »

L'UN DES DOUZE GUÉRISSEURS

La gnavelle annuelle (*Scleranthus annuus*) est une toute petite plante sauvage aux tiges enchevêtrées qui semblent pousser en vrac. Elle produit en fin d'été de discrètes fleurs verdâtres en forme d'étoiles. Elle passe si inaperçue qu'il faut la traquer le nez au ras du sol. Les lapins qui l'apprécient s'en régalent, disséminant ensuite ses graines dans leurs excréments. Elle disparaît et réapparaît d'une année sur l'autre souvent sur leurs traces. Son emplacement changeant comme son apparence désordonnée signent son image, à mettre en parallèle avec l'attitude versatile du caractère « gnavelle » défini par le docteur Bach. Il destinait cet élixir aux hésitants chroniques, aux personnes en proie aux sautes d'humeur et à l'indécision. Il s'agit d'apaiser une énergie vagabonde ou cyclothymique pour prendre plus vite des décisions et, avec moins d'angoisse lors d'un choix, gagner calme et concentration. Elixirs & Co a ajouté la gnavelle dans le composé Urgences pour faciliter un retour rapide à l'équilibre et au recentrage.

57. Manque de concentration

Par distraction chronique, désintérêt, fatigue, lassitude...

En premier choix : élixir composé Concentration (bourgeons de marronnier, charme, chèvrefeuille, clématite, églantine, gnavelle, marronnier blanc).

• **En prenant de l'âge,** privilégier l'élixir composé Maturité (charme, églantine, hélianthème, marronnier rouge, noyer, tremble).

• **Avec la tête dans les nuages :** clématite (*clematis*).

• **En répétant les mêmes erreurs :** bourgeons de marronnier (*chestnut bud*).

• **Pour équilibrer les hémisphères gauche et droit du cerveau,** c'est-à-dire le cerveau intuitif et le cerveau logique : gnavelle (*scleranthus*).

En complément parfumé en cas de fatigue : parfum d'ambiance Énergie à vaporiser autour de soi. Roll-on Énergie à passer sur les poignets.

58. Mauvaise circulation

On ne pense pas toujours aux élixirs qui peuvent pourtant apporter une aide.

• **Pour soulager des jambes lourdes :** passer de la crème SOS en massant de bas en haut.

« Je suggère aussi un massage avec quelques gouttes d'ajonc (pour la chronicité du mal et quand ceux qui essaient de nouveaux remèdes n'y croient plus trop), incorporées à une noisette de baume pour le corps anti-stress. » (Catherine, conseillère en fleurs de Bach)

59. Maux de dos

Des élixirs pour apaiser les crispations émotionnelles.

• **Dans un contexte de surmenage, quand on en a « plein le dos » :** orme (*elm*).

• **Quand on refoule son ressenti, comme si tout allait bien :** aigremoine (*agrimony*).

• **En se souciant trop du bien-être des proches** (on se met « du poids sur les épaules ») : marronnier rouge (*red chestnut*).

« L'orme, l'aigremoine ou le marronnier rouge peuvent se révéler utiles en cas de maux de dos. Sans jamais oublier que les fleurs de Bach traitent d'abord des états émotionnels. » (Martine, conseillère en fleurs de Bach)

• **Quand le rythme de vie est trop rapide :** impatiente (*impatiens*).

« Pour un début de lumbago, j'applique directement sur la zone douloureuse le parfum d'ambiance Stress en massant : l'effet décontractant est immédiat. On peut agir de même avec la brume d'ambiance Urgences ou le roll-on Stress qui renferment aussi des huiles essentielles. » (Claire, conseillère en fleurs de Bach)

• **Avec raideur :** hottonie des marais (*water violet*).

• **Rigidité dans les cervicales :** eau de roche (*rock water*).

En complément parfumé : ligne de soins bio anti-stress.

60. Maux de tête

Digestion difficile, excès d'alcool, stress, surcharge de travail, hormones qui jouent au yoyo, etc. Les causes du mal de tête sont multiples. Consulter si les céphalées se répètent.

En premier choix : élixir composé Urgences par voie orale, en gouttes ou en spray. En application externe : Roll-on Urgences en friction sur les tempes.

• **Liés à des changements de temps, aux différentes phases du cycle féminin :** noyer (*walnut*).

61. Méfiance

Protectrice si elle est bien dosée, elle bride les relations quand elle devient excessive.

En premier choix : élixir composé Lâcher-prise (chicorée, eau de roche, hêtre, hottonie des marais, houx, saule, vigne).

- **Attitude chronique de défiance envers les autres :** houx (*holly*).
- **En passant son temps à juger les autres :** hêtre (*beech*).

62. Ménopause

Même si on la vit bien, c'est une véritable étape symbolique dans le déroulement de la vie.

En premier choix : élixir composé Ménopause (chèvrefeuille, gnavelle, mélèze, noyer, orme, plumbago) : 16 gouttes dans un litre d'eau à boire dans la journée.

À compléter si nécessaire avec le roll-on Ménopause sur les tempes et les poignets, avec les mêmes fleurs et quatre huiles essentielles à respirer pour leurs notes rafraîchissantes (sauge sclarée, litsée cubèbe, menthe poivrée, menthe bergamote) qui apportent un soulagement en cas de bouffées de chaleur.

- **Quand la libido est en berne :** élixir composé Féminité (chicorée, gnavelle, mélèze, moutarde, noyer, pommier sauvage, saule).
- **Avec des bouleversements biologiques perturbants :** noyer (*walnut*).

En complément parfumé : l'eau de toilette et le gel douche bio Audace renferment les mêmes fleurs que le composé Confiance.

63. Ne pas parvenir à lâcher

On s'obstine, on contrôle, on fatigue et on stresse. On ne peut changer ni les événements ni les autres, mais on peut modifier le regard qu'on pose sur eux.

En premier choix : élixir composé Lâcher-prise (chicorée, eau de roche, hêtre, hottonie des marais, houx, saule, vigne).

- **Avec la peur de perdre le contrôle :** prunus (*cherry plum*).
- **Avec une tendance à tout contrôler :** hêtre (*beech*).

En complément parfumé: le parfum Présence(s) dont les élixirs aident en douceur à s'harmoniser avec les autres. Présence(s) se décline en plusieurs produits.

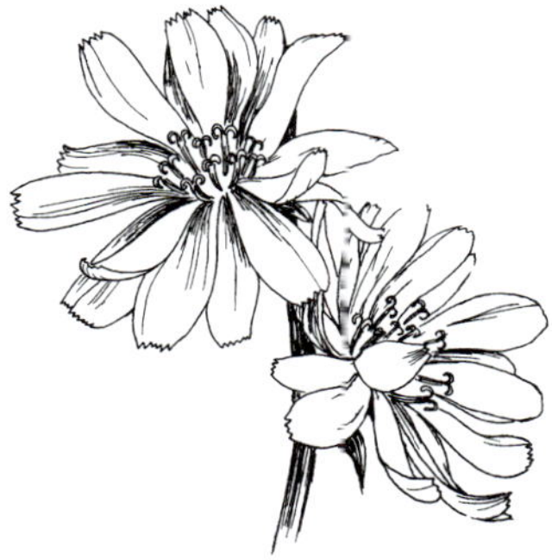

64. Nervosité

Stressé à l'intérieur, agité à l'extérieur.

En premier choix : élixir composé Stress (aigremoine, chêne, impatiente, marronnier blanc, pin, pommier sauvage, verveine) et/ou élixir composé Lâcher-prise (chicorée, eau de roche, hêtre, hottonie des marais, houx, saule, vigne) par voie orale. À associer si nécessaire avec les pastilles Stress. Par voie externe : parfum d'ambiance Stress et roll-on Stress à utiliser dès que le besoin s'en fait sentir.

• **Quand la tension monte :** on décline le composé Urgences (spray, gouttes, pastilles, parfum d'ambiance).

• **Avec de l'impulsivité et de l'impatience :** impatiente (*impatiens*).

• **Avec une tendance à l'exaltation :** verveine (*vervain*).

En complément parfumé : ligne de soins bio Stress. L'eau de toilette et le gel douche bio Félicité renferment les élixirs du composé Stress.

65. Opération, intervention chirurgicale (avant, après)

Un bon équilibre psychologique contribue à une meilleure récupération.

• **Avant une opération :** élixir composé Urgences en interne, roll-on Urgences en externe.

• **Après une opération :** élixir composé Urgences dans les premiers temps, puis élixir composé Énergie par voie orale, roll-on Énergie sur les poignets selon les besoins.

• **Quand on appréhende l'intervention :** mimule (*mimulus*).

• **Après, pour retrouver plus vite des forces :** olivier (*olive*).

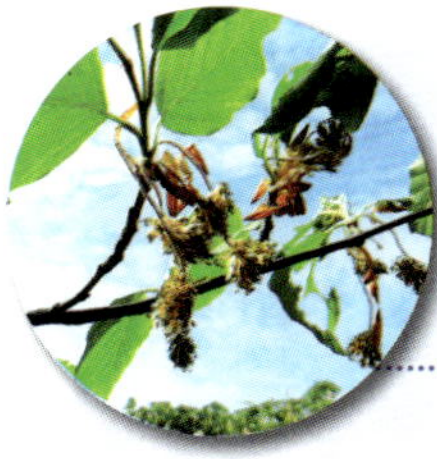

Le hêtre
beech - Fagus sylvatica

De l'intolérance à la bienveillance.

GROUPE « RELATIONNEL DIFFICILE »

Le hêtre (*Fagus sylvatica*) à la silhouette élancée dresse son tronc droit à l'écorce lisse d'un gris argenté jusqu'à 40 m. Ses petites feuilles brillantes, d'un vert translucide quand elles sont jeunes, jouent délicatement avec la lumière. Il dégage une aura de calme et de force, mais l'ombre de ses branches qui masquent le soleil fait le vide autour de lui et il pousse en solitaire, d'autant que son système racinaire s'étale à l'horizontale. Un même arbre porte chatons mâles jaunes puis bruns et chatons femelles verdâtres. Tous les deux entrent dans la composition de l'élixir.

Il s'adresse aux amis de l'ordre, de la ponctualité, intolérants envers les imperfections et les faiblesses de leur entourage. Avec un sens aiguisé de la critique, ils ne laissent rien passer et repèrent d'abord ce qui cloche. Le remède incline à plus de tolérance et de respect envers les choix et les comportements des autres, et plus de souplesse dans les relations.

Plusieurs parcours botaniques présentent les 38 fleurs choisies par Edward Bach.

Il existe un chemin « fleurs de Bach » dans le jardin botanique de l'université de Fribourg en Suisse. *www.unifr.ch/jardin-botanique*

Le jardin des émotions ouvert en 2015 à Pégomas (06580), non loin de Grasse, présente également les fleurs. *http://www.jardindesemotions.fr/agenda-du-jardin-bach-pegomas/*

Promenades botaniques à la rencontre des fleurs de Bach dans la petite ville suisse d'Yvonand, au bord du lac de Neufchâtel. *www.fleursdebach.ch*

On peut visiter la petite maison et le jardin de Mount Vernon, près de Sotwell, en Angleterre, où Bach a passé ses dernières années. *http://www.bachcentre.com/centre/visitors.htm*

66. Palpitations occasionnelles

Quand le cœur bat la chamade sous le coup de l'émotion ou après un bel effort physique. Consulter au moindre doute sur leur origine.

En premier choix : élixir composé Urgences en gouttes ou en spray et, par voie externe, roll-on Urgences lors des troubles du rythme cardiaque.

• **Associées à une sensation de panique :** hélianthème (*rock rose*).

En complément parfumé : l'eau de toilette et le gel douche bio Harmonie, qui renferment les élixirs du composé Urgences.

67. Pensées obsessionnelles, ressassement

Un carrousel mental épuisant que les élixirs peuvent contribuer à apaiser.

En premier choix : élixir composé Lâcher-prise (chicorée, eau de roche, hêtre, hottonie des marais, houx, saule, vigne).

• **Quand les pensées reviennent en boucle :** marronnier blanc (*white chestnut*).

• **Avec l'obsession de tout mettre en ordre :** pommier sauvage (*crab apple*).

En complément parfumé : l'eau de toilette et le gel douche bio Félicité réunissent les fleurs de Bach du composé Stress.

68. Perfectionnisme, maniaque du détail, du rangement

Quand ranger et gérer le moindre détail deviennent une fin en soi.

En premier choix : élixir composé Lâcher-prise (chicorée, eau de roche, hêtre, hottonie des marais, houx, saule, vigne).

• **Quand on s'attache trop aux détails :** pommier sauvage (*crab apple*).

• **En s'imposant une autodiscipline très forte :** eau de roche (*rock water*).

• **Obsédé par des idées fixes :** marronnier blanc (*white chestnut*).

69. Peur

Signal d'alerte lié à la survie depuis la nuit des temps, la peur devient gênante quand elle tire trop souvent la sonnette d'alarme.

En premier choix, pour une peur soudaine : élixir composé Urgences par voie orale. Et par voie externe, le roll-on Urgences en application sur les poignets et les tempes.

• **Pour des peurs chroniques :** élixir composé Peurs (aigremoine, bruyère, hélianthème, marronnier rouge, mimule, prunus, tremble) associé à des vaporisations du parfum d'ambiance Urgences.

« Il m'arrive de ne pas conseiller tout de suite le composé Peurs, car il balaie un large spectre d'émotions et pourrait en faire émerger certaines qui n'ont pas encore été travaillées. Par prudence, je l'associe au composé Urgences. » (Martine, conseillère en fleurs de Bach)

• **Tout en faisant bonne figure devant les autres :** aigremoine (*agrimony*).

« L'élixir aigremoine travaille aussi sur les peurs inconscientes et celles qui sont inscrites dans la mémoire collective. » (Martine, conseillère en fleurs de Bach)

• **Sans bien pouvoir en déterminer le motif :** tremble (*aspen*).

• **À propos d'une situation ou d'un objet déterminé :** mimule (*mimulus*).

« La première fois où j'ai dû parler de mon activité au micro de Marc Menant, sur Europe 1, je n'en menais pas large. L'émission devait durer deux heures et demie un samedi après-midi. Le matin, j'ai pris de la fleur de mimule associée au composé Urgences et je me suis parfaitement débrouillé. » (Gérard Wolf, créateur d'Elixirs & Co)

En complément parfumé : l'eau de toilette et le gel douche Harmonie au parfum apaisant renferment aussi les sept fleurs du composé Urgences.

70. Peur de l'avenir

Quand la ligne d'horizon angoisse.

En premier choix, quand on prend de l'âge : l'élixir composé Maturité (charme, églantine, hélianthème, marronnier rouge, noyer, tremble) qui aide à apaiser la peur de vieillir.

• **Quand on ressent des menaces indécises :** tremble (*aspen*).

• **Quand on projette du mauvais à venir :** mimule (*mimulus*).

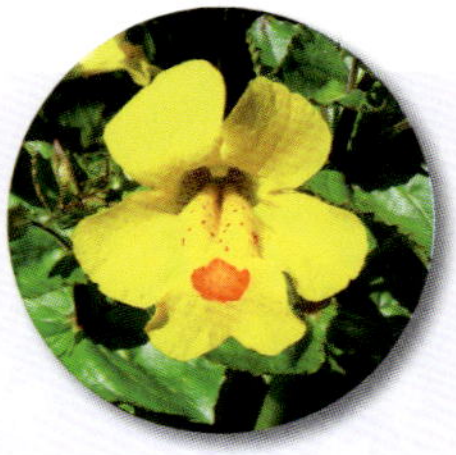

La mimule
mimulus - Mimulus guttatus

De la peur à la compassion.

GROUPE « PEURS ET INSÉCURITÉ »
L'UN DES DOUZE GUÉRISSEURS

La mimule (*Mimulus guttatus*) fait partie des toutes premières fleurs sélectionnées par le docteur Bach pour préparer ses remèdes. Il s'agit d'une petite plante sauvage rampante de zone humide, et dont les fleurs d'un jaune d'or brillant parfois ponctué de brun pourpre s'épanouissent brièvement en attirant les abeilles. Elle fructifie en petites capsules renfermant de nombreuses graines, minuscules, qui en se répandant, peuvent la rendre invasive. Elle prospère là où les eaux sont bien oxygénées, en bord de rivière, de ruisseau, voire de cascade, des emplacements parfois périlleux où elle risque d'être emportée par les courants. Un mode d'être évoquant la force et le courage. Par opposition, l'élixir mimulus concerne les peurs. Celles qui sont identifiées : « peur des choses du monde, maladie, douleur, accidents, pauvreté, peur du noir, d'être seul, de la malchance. Les peurs de la vie quotidienne », précisait le docteur Bach. Le remède donne de l'assurance et encourage à dépasser ses craintes. La fleur appartient au groupe des douze caractères types définis par Bach. Quand leur personnalité est équilibrée, « les gens de type mimulus avancent courageusement. Ils ont la capacité de se lever et de faire face aux difficultés de la vie », affirmait-il.

71. Peur panique

La panique peut avoir deux effets opposés : elle pousse à prendre les jambes à son cou ou au contraire statufie sur place.

En premier choix : le composé Urgences en gouttes ou en spray par voie interne. Si nécessaire, passer le roll-on Urgences sur les poignets et vaporiser le parfum d'ambiance Urgences autour de soi.

- **Quand on a envie de s'enfuir, de crier :** hélianthème (*rock rose*).
- **Avec un état de sidération qui paralyse :** dame d'onze heures (*star of Bethleem*).

À savoir : l'hélianthème et la dame d'onze heures sont tous deux présents dans l'élixir composé Urgences.

72. Phobies

Elles déclenchent une peur panique ou une crise d'angoisse à l'idée de prendre l'ascenseur, le métro, l'avion, de contempler un rat ou une araignée, de traverser une foule... Mieux vaut consulter quand une phobie devient invalidante.

En premier choix lors d'une crise phobique : l'élixir composé Urgences, à décliner sous toutes ses formes.

« Le composé Urgences va soulager dans l'immédiat, mais pour un travail de fond et en long terme, je recommande de suivre une thérapie adaptée. Les Fleurs de Bach servent d'abord à gérer les perturbations émotionnelles. » (Claire, conseillère en fleurs de Bach)

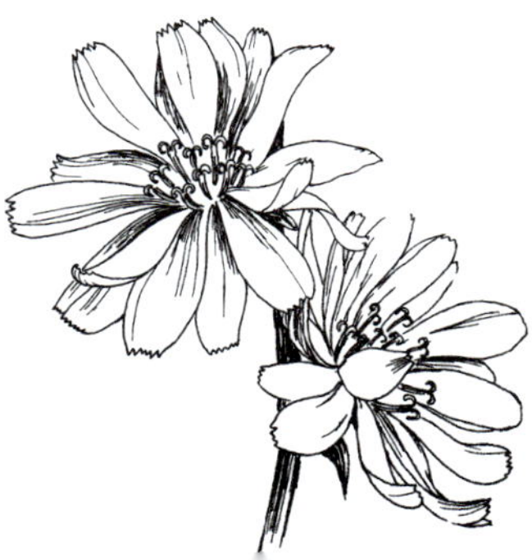

73. Problèmes de peau

« Être mal dans sa peau », « avoir les nerfs à fleur de peau »... Les expressions populaires mettent très bien en mots les liens étroits qui se tissent entre les états de peau et les états d'âme.

La crème SOS, très polyvalente, peut s'utiliser sur les bobos, mais aussi en crème de jour, notamment l'hiver, ou en après-soleil.

• **Pour soigner des boutons :** les tamponner régulièrement avec une compresse imbibée de 4 gouttes d'élixir de pommier sauvage (*crab apple*) diluées dans une cuillerée à soupe d'eau. Renouveler la compresse à chaque application.

• **Avec une vie urbaine stressante :** ligne de soins bio anti-stress aux fleurs de Bach.

• **Pour apaiser un psoriasis :** appliquer de la crème SOS sur les plaques.

« En trois semaines, une jeune cliente a vu une nette amélioration sur les plaques de psoriasis qu'elle avait aux jambes en y passant tous les jours de la crème SOS. » (Catherine, conseillère en fleurs de Bach)

• **Pour laver une peau fragilisée :** utiliser sur le corps le gel douche bio Harmonie, qui renferme sur une base bio les sept fleurs du composé Urgences.

« Pendant sa radiothérapie, une cliente s'est lavée au quotidien avec le gel douche Harmonie sans irritation pour la peau de la zone irradiée. » (Claire, conseillère en fleurs de Bach)

74. Radinerie

Quand on accepte de la reconnaître et qu'on le vit mal...

• **Si on souffre de son propre comportement :** élixir composé Dépendances (aigremoine, bourgeons de marronnier, centaurée, chicorée, noyer, pommier sauvage, prunus).

• **Car on se sent toujours en manque :** chicorée (*chicory*).

75. Repli sur soi

Comme un escargot qui ne sort pas de sa coquille.

• **En restant dans sa bulle :** clématite (*clematis*).

• **En se réfugiant dans ses souvenirs :** chèvrefeuille (*honeysuckle*).

• **Après un choc :** dame d'onze heures (*star of Bethleem*).

• **Associé à de l'angoisse :** châtaignier (*sweet chestnut*).

• **Forcé par une maladie qui immobilise :** chêne (*oak*).

Car on est trop centré sur soi : bruyère (*heather*).

En complément parfumé : l'eau de toilette et le gel douche bio Audace apportent les sept fleurs du composé Confiance.

76. Résignation

Elle cache souvent un « non » qui ne trouve pas à s'exprimer.

- **Associée à une perte d'espoir :** ajonc (*gorse*).
- **Vécue avec stoïcisme :** hottonie des marais (*water violet*).
- **Avec une attitude passive :** églantine (*wild rose*)

En complément parfumé : le parfum d'ambiance et la brume de bien-être Énergie comme l'eau de toilette et le gel douche bio Allégresse contiennent cinq fleurs de Bach dynamisantes.

77. Ruptures

Sentimentales, professionnelles...

En premier choix : élixir composé Rupture (dame d'onze heures, houx, pin, noyer, avoine sauvage, chèvrefeuille, mélèze), à associer éventuellement à l'élixir composé Urgences en gouttes ou en spray.

« Un client effondré après une séparation amoureuse inattendue a retrouvé ses esprits en trois jours, avec des prises fréquentes du composé Rupture. » (Martine, conseillère en fleurs de Bach)

- **Avec le regret des bons moments passés, quand on n'arrive pas à tourner la page :** chèvrefeuille (*honeysuckle*).
- **Provoquant un grand choc :** dame d'onze heures (*star of Bethleem*).

En compléments parfumés : parfum d'ambiance et brume de bien-être Urgences.

L'eau de toilette et le gel douche bio Harmonie renferment les fleurs apaisantes de l'élixir composé Urgences.

78. Sensation d'avoir été lésé, abusé

Elle peut être légitime mais également être associée à une attitude de défiance chronique.

- **Avec un sentiment d'injustice :** saule (*willow*).
- **En se sentant le bouc-émissaire :** pin (*pine*).

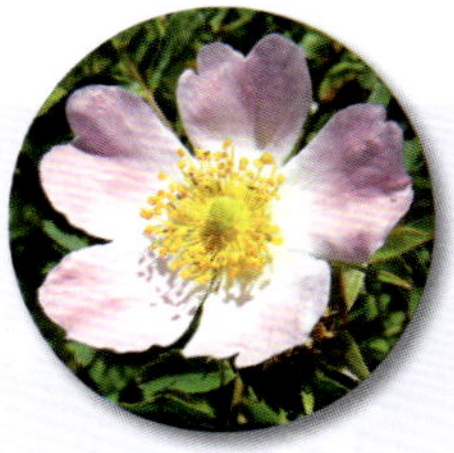

L'églantine
wild rose - Rosa canina

De la résignation à la vitalité intérieure.

GROUPE « MANQUES D'INTÉRÊT »

L'églantine ou rose des chiens (*Rosa canina*) est la cousine sauvage de la rose. Elle pousse avec profusion dans les haies et les broussailles où ses branches s'entrelacent. Ses fleurs au parfum sucré et doux s'épanouissent en début d'été, dévoilant des pétales allant du blanc au rouge autour d'un cœur jaune d'or. Leur délicatesse contraste avec les épines acérées de ses tiges qui égratignent si facilement et s'accrochent avec ténacité. À l'opposé, l'élixir convient aux comportements résignés et apathiques, à ceux qui se laissent porter par les événements en vivotant sans ambition, ni réelle joie de vivre. Ils s'intéressent peu à ce qu'ils font, installés dans un ennui ou une indifférence chronique, qui peut les rendre solitaires. Le remède aide à redonner du sel à l'existence en réveillant la vitalité, l'envie de bouger et incite à prendre des initiatives.

79. Sentiment de culpabilité

Qu'il se manifeste à propos de faits réels ou fantasmés, c'est un sentiment aussi universel que la tristesse ou la colère.

- **Associé à un sentiment d'infériorité :** mélèze (*larch*).
- **En raison d'un événement passé qu'on ne parvient pas à digérer :** chèvrefeuille (*honeysuckle*).
- **En se faisant des reproches :** pin (*pine*).

En complément parfumé : l'eau de parfum Présence(s) et sa déclinaison renferment notamment du pin et du chèvrefeuille.

80. Sentiment de solitude

Selon qu'elle soit choisie ou subie, les états d'esprit diffèrent, le choix des élixirs floraux aussi.

- **Quand la solitude fait peur :** mimule (*mimulus*).
- **En ne trouvant personne à qui parler :** bruyère (*heather*).
- **En gardant ses distances :** hottonie des marais (*water violet*).

81. Stress

Très bien placé au hit-parade des plaintes d'aujourd'hui.

En premier choix : élixir composé Stress (aigremoine, chêne, impatiente, marronnier blanc, pin, pommier sauvage, verveine) en gouttes par voie orale pour apaiser l'état de crise avant de cibler selon les symptômes associés. Également : pastilles Stress (avec les fleurs du composé Stress associées à des huiles essentielles calmantes : orange douce et mandarine rouge) ou Enfant Calme (dame d'onze heures, saule, houx, verveine, impatiente et de l'huile essentielle de mandarine rouge apaisante).

En externe, appliquer le roll-on Stress en cas de besoin. Pour une utilisation efficace : commencer à le passer sous la plante des pieds, à l'emplacement des coussinets près des orteils en massant en rond, puis en élargissant en étoile.

Vaporiser le parfum d'ambiance ou la brume de bien-être Stress autour de soi.

Compléter si besoin avec la ligne de soins bio anti-Stress :

« Poser le masque Stress sur le visage la veille d'un entretien important permet de se sentir à son mieux le lendemain matin. » (Catherine, conseillère en Fleurs de Bach)

Le masque associe les fleurs de Bach du composé Stress à des hydrolats et des huiles essentielles apaisantes dans une formule douce. On peut aussi se masser les pieds et le plexus solaire avec le baume de soin Stress.

- **En cas d'état aigu de stress :** on associe l'élixir composé Urgences en gouttes ou en spray à la gamme Stress.

« Pour débloquer un stress très important, je suggère aussi l'élixir de dame d'onze heures (star of Bethleem). » (Martine, conseillère en fleurs de Bach)

- **Avec épuisement :** olivier (*olive*).
- **Avec angoisses floues :** tremble (*aspen*).

En complément parfumé : l'eau de toilette et le gel douche bio Félicité renferment les fleurs du composé Stress.

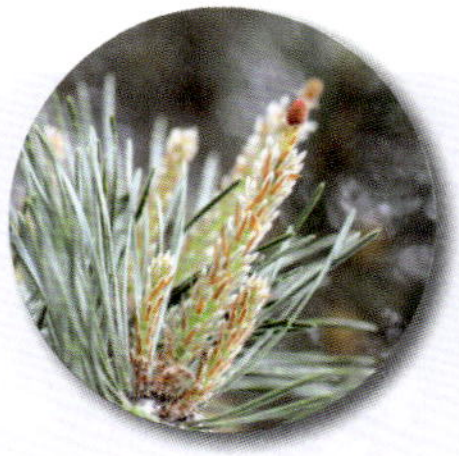

Le pin sylvestre
pine - Pinus sylvestris

De l'autocritique au pardon à soi-même.

GROUPE « TRISTESSE ET DÉPRIME »

Le pin sylvestre (*Pinus sylvestris*) est l'un des plus beaux conifères des forêts européennes avec son tronc droit s'élançant vers la lumière, et sa coiffe d'aiguilles bleuâtres qui foncent avec l'âge. Comme elles se décomposent au sol en lui apportant beaucoup d'acidité, l'arbre stérilise les alentours. Avec son feuillage persistant et sa résine, il a été un des symboles de l'immortalité. Distillées, ses aiguilles donnent une huile essentielle très tonifiante et antibactérienne. Le pin met 30 ans à fleurir, produisant des fleurs mâles jaune doré regorgeant de pollen et des fleurs femelles rouges en forme de cône ovoïde. Elles ne se développent que sur les jeunes pousses où elles sont cueillies pour préparer l'élixir. Le rapprochement symbolique entre le pin et les émotions qu'il soigne n'est pas évident. Et les explications de Bach ne sont pas là pour l'éclairer, car le docteur détruisait la plupart de ses notes au fur et à mesure. L'élixir de pin concerne ceux qui se sentent coupables et responsables de tout ce qui ne va pas. Se faisant une image dévalorisée d'eux-mêmes, ils ne se sentent pas à la hauteur de leurs idéaux. Une mauvaise conscience irraisonnée les taraude, aussi sont-ils souvent en train de s'excuser. « Ils travaillent dur et souffrent beaucoup des fautes qu'ils s'attribuent », notait Bach à leur propos. Le remède aide à prendre de la distance envers sa culpabilité. On se pardonne, parce qu'on le vaut bien. Et on s'accepte tel qu'on est.

82. Surpoids

On choisit des élixirs floraux qui aident à tenir les bonnes résolutions.

En premier choix : élixir composé Minceur (bruyère, centaurée, chicorée, eau de roche, plumbago, prunus, verveine) en gouttes.

En application sur la peau : le roll-on Minceur se passe de préférence sur les tempes et sur les poignets où l'on respire profondément son parfum. Il associe des fleurs de Bach à 5 huiles essentielles aux notes gourmandes d'agrumes (orange, lemongrass, bergamote, citron, pamplemousse), qui aident à ne pas craquer (trop vite).

« Il ne s'agit pas d'un mange-graisse miraculeux, mais d'un produit qui aide à tenir ses résolutions. » (Catherine, conseillère en Fleurs de Bach)

On l'associe si nécessaire avec l'élixir composé Lâcher-prise (chicorée, eau de roche, hêtre, hottonie de marais, houx, saule, vigne).

- **En cas d'abus alimentaires :** élixir composé Détox (aigremoine, eau de roche, orme, olivier, pommier sauvage, verveine).

- **Quand on ne supporte plus son apparence :** pommier sauvage (*crab apple*).

En compléments parfumés : l'eau de toilette et le gel douche bio Audace renferment les fleurs de l'élixir composé Confiance.

La ligne bio de soins Anti-Stress.

83. Susceptibilité

Elle va souvent de pair avec un amour-propre à vif.

- **Car on n'a pas obtenu l'attention espérée :** chicorée (*chicory*).

- **Avec bouderies, en critiquant :** saule (*willow*).

84. Tête-en-l'air

Être là sans y être : quand la réalité prend la poudre d'escampette.

- **En se refugiant dans le passé :** chèvrefeuille (*honeysuckle*).

- **Avec l'esprit englué dans des pensées obsessionnelles :** marronnier blanc (*white chestnut*).

- **Dans la lune :** clématite (*clematis*).

En complément parfumé : le parfum Présence(s) – ainsi que sa gamme – offre des notes fleuries et renferme sept fleurs de Bach qui donnent confiance et assurance.

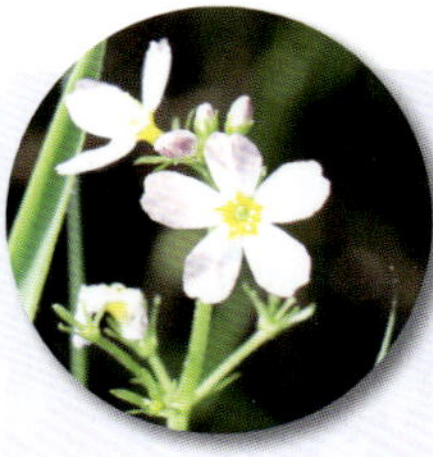

L'hottonie des marais
water violet - Hottonia palustris

De la distance à plus d'accessibilité.

GROUPE « SOLITUDE »

L'UN DES DOUZE GUÉRISSEURS

L'hottonie des marais (*Hottonia palustris*), de la famille des primevères, pousse dans les mares et les ruisseaux tranquilles et propres, elle ne supporte pas la pollution. C'est une petite plante aquatique aux feuilles finement découpées, effilées comme des plumes et qui vit souvent immergée. Elle possède des racines graciles mais qui peuvent s'étoffer et se fixer au fond d'un bassin.

«La belle hottonie des marais, qui flotte si librement à la surface de nos cours d'eau les plus clairs, vous aidera à vous tenir absolument seul au monde et à acquérir la joie intense de la liberté totale », expliquait Bach qui a préparé un élixir à partir de ses fleurs blanches ou roses au cœur orangé. Les solitaires concernés par ce remède « sont distants, laissent les gens en paix et vont leur propre chemin », expliquait aussi le docteur. Le remède adoucit cette réserve et cette défense obstinée du territoire.

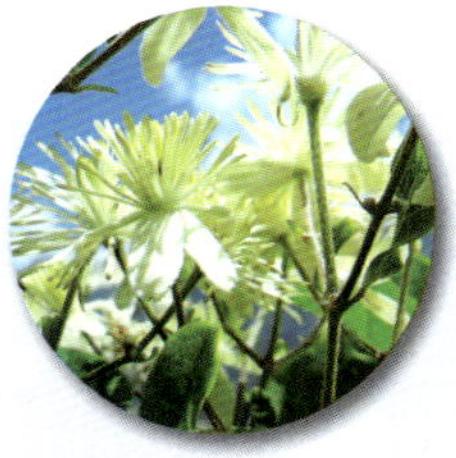

La clématite des Haies
clematis - Clematis vitalba

De l'indifférence à la concentration.

GROUPE « MANQUES D'INTÉRÊT »
L'UN DES DOUZE GUÉRISSEURS

La clématite des Haies (*Clematis vitalba*) est une liane sauvage et commune qui lance ses tiges à l'assaut des buissons et des haies pour grimper toujours plus haut vers le ciel. Pendant l'été, elle déploie une constellation étoilée de petites fleurs à l'allure discrète, qui donneront des fruits aux aigrettes vaporeuses et emplumées. Cette allure aérienne et comme invertébrée de la clématite sauvage a retenu l'attention de Bach. Il l'a classée parmi ses guérisseurs. Elle correspond donc à un profil type : celui des distraits et des rêveurs qui vivent la tête dans les nuages et se réfugient dans leurs songes, de jour comme de nuit, indifférents aux choses du quotidien. Les pieds pas tout à fait sur terre, comme la plante qui fugue vers le haut, les « clématite » se cognent souvent, perdent leurs clefs ou leur chemin, et ne s'accrochent pas toujours fort à la vie. Le remède aide à améliorer le contact avec le réel et pour les tempéraments artistes, à concrétiser leurs visions.

85. Têtu

Être têtu, c'est savoir ce qu'on veut, mais parfois trop.

• **Par ténacité, avec la ferme volonté d'atteindre son but** : chêne (*oak*).

• **Avec une attitude exaltée** : verveine (*vervain*).

• **Avec le désir d'imposer sa volonté** : vigne (*vine*).

86. Timidité

On peut en rougir, en pâlir, bégayer, se taire...

En premier choix : élixir composé Timidité (aigremoine, bruyère, mélèze, mimule, marronnier rouge, noyer, plumbago).

- **Quand on se tait pour éviter les conflits :** aigremoine (*agrimony*).
- **Avant une intervention en public :** élixir composé Urgences en gouttes ou en spray, ou l'élixir composé Confiance.
- **Si on laisse les autres décider :** plumbago (*cerato*).

En complément parfumé : l'eau de toilette et le gel douche bio Audace renferment les sept fleurs de l'élixir composé Confiance.

87. Toujours en retard/en avance

Quand on joue contre la montre...

- **Avec un retard systématique :** chèvrefeuille (*honeysuckle*)
- **Avec une énergie précipitée :** impatiente (*impatiens*).
- **Avec un manque d'attention envers les autres :** hêtre (*beech*) et vigne (*vine*).
- **Pour se resituer dans le présent :** clématite (*clematis*) et chèvrefeuille (*honeysuckle*).

88. Tout remettre au lendemain

Autrement dit, procrastiner ...

En premier choix pour les hésitants : élixir composé Décision (avoine sauvage, charme, églantine, gnavelle, mimule, noyer, plumbago).

- **Quand on manque d'allant :** élixir composé Motivation (églantine, aigremoine, clématite, orme, ajonc, charme, chèvrefeuille).
- **Avec indécision :** plumbago (*cerato*).
- **Parce qu'on n'arrive pas à trancher entre deux décisions :** gnavelle (*scleranthus*).
- **Car on se décourage vite :** gentiane (*gentian*).
- **En ayant du mal à s'y mettre :** charme (*hornbeam*).

En compléments parfumés : le parfum d'ambiance et le roll-on Énergie.

L'eau de toilette et le gel douche bio Allégresse contiennent les fleurs de l'élixir composé Énergie.

89. Tout voir en noir

Une vision sombre du monde qui peut être passagère ou chronique.

En premier choix quand l'attaque est soudaine : élixir composé Déprime (ajonc, châtaignier, dame d'onze heures, églantine, gentiane, moutarde, saule), associé à l'élixir composé Urgences. En externe : parfum d'ambiance Urgences à vaporiser et roll-on Déprime à passer aussi souvent que nécessaire sur les poignets en respirant son parfum vivifiant, né de l'association de ses cinq huiles essentielles : petitgrain bigarade, lemongrass, géranium bourbon, marjolaine à coquilles, santal.

- **Avec un manque d'estime de soi, une crainte de l'échec :** mélèze (*larch*).
- **Après un gros choc émotionnel :** dame d'onze heures (*star of Bethleem*).
- **En se sentant à bout :** châtaignier (*sweet chestnut*).
- **Avec amertume, quand on en veut aux autres :** saule (*willow*).
- **En cas de pessimisme chronique :** ajonc (*gorse*).

En complément parfumé : l'eau de toilette et le gel douche bio Allégresse renferment les fleurs de l'élixir composé Énergie qui redonnent du tonus.

90. Toux nerveuse

En cas de toux sèche qui épuise sans qu'une cause physique n'ait pu être identifiée.

En premier choix : élixir composé Détox (aigremoine, eau de roche, orme, olivier, pommier sauvage, verveine). À associer éventuellement avec l'élixir composé Stress (aigremoine, chêne, impatiente, marronnier blanc, pin, pommier sauvage, verveine) ou Déprime (ajonc, châtaignier, dame d'onze heures, églantine, gentiane, moutarde, saule) selon l'état d'âme du moment.

- **On tousse comme pour se débarrasser de quelque chose qui gratte :** pommier sauvage (*crab apple*).

Tester également les pastilles Stress ou Enfant Calme.

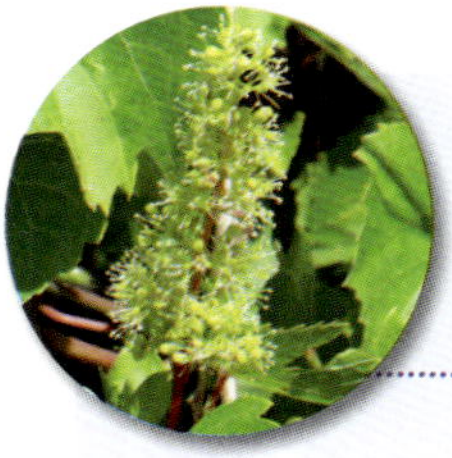

La vigne
vine - Vitis vinifera

Du dirigisme à la souplesse.

GROUPE « RELATIONNEL DIFFICILE »

L'UNE DES SEPT AIDES POUR LES MAUX CHRONIQUES

Comme l'olivier, la vigne (*Vitis vinifera*) entretient un très vieux compagnonnage avec le monde occidental. Si tous deux sont souvent évoqués dans la Bible, ils ne sont pas caractéristiques de la campagne anglaise. Le docteur Bach fit préparer ces deux remèdes par des amis habitant dans des régions plus ensoleillées. Ce sont les minuscules fleurs verdâtres de la vigne sauvage qui sont utilisées pour élaborer l'élixir. Quand elle a été laissée à l'abandon ou qu'elle n'a pas été domestiquée par l'homme, la vigne est une liane envahissante qui accroche ses vrilles partout où elle peut et produit des fruits amers. Pour obtenir du bon raisin, il faut tailler, rabattre, entretenir les plants avec la plus grande vigilance, sinon ils n'en font qu'à leur tête.

En écho avec les débordements d'une vigne sauvage, le remède s'adresse à ceux qui imposent leur autorité, quitte à ne pas tenir compte de l'opinion ou du territoire des autres. Il concerne les ambitieux, parfois sévères, cassants, voire violents, qui ne doutent ni de leurs compétences, ni de leur supériorité. L'élixir vigne apaise les tyrans domestiques, et éveille la douceur et l'empathie.

91. Trac

Des élixirs pour faire baisser la pression avant de prendre la parole.

En premier choix : élixir composé Confiance (avoine sauvage, centaurée, gentiane, gnavelle, orme, mélèze, plumbago) ou, pour les grands « traqueurs », élixir composé Timidité (aigremoine, bruyère, mélèze, mimule, marronnier rouge, noyer, plumbago) à associer à l'élixir composé Urgences en spray sur le plexus solaire et/ou roll-on Urgences à masser sur le plexus et les poignets (réserver le roll-on aux plus de 14 ans).

• **Aigu, avant un entretien ou une prise de parole :** élixir composé Urgences en gouttes ou en spray.

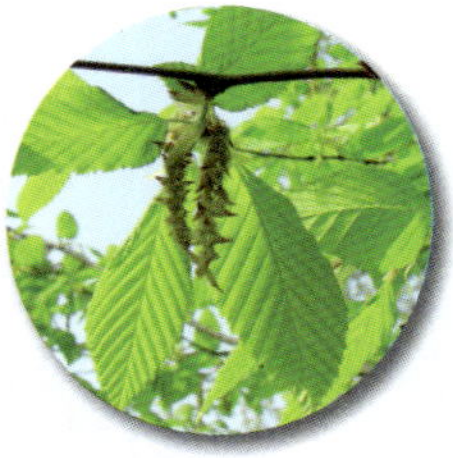

Le charme
hornbeam - Carpinus betulus

De la lassitude au redémarrage.

GROUPE « DOUTES ET INCERTITUDES »

Compagnon forestier du hêtre et du chêne, le charme (*Carpinus betulus*) est un arbre qui peut aussi être taillé en haies champêtres qu'on appelle alors charmilles. Il met longtemps à croître et ne dépasse guère les 25 m, conservant en fin d'automne ses feuilles mortes accrochées aux branches. Ce sont les chatons mâles et femelles qui sont récoltés pour fabriquer l'élixir. La germination des graines prend généralement deux ans. Elles mûrissent tard et doivent souvent attendre jusqu'à l'été suivant, car elles ont besoin de chaleur pour démarrer. Le développement du charme peut donc être associé à une certaine lenteur et à un atermoiement.

L'élixir de charme concerne justement ceux qui sont lents au démarrage par lassitude ou fatigue, surtout mentale. Ils peinent à sortit du lit, manquent de tonus pour reprendre le travail après une convalescence, des vacances ou au lendemain d'un week-end, traversés par le « blues du lundi matin ». Le remède est un starter qui redonne du nerf, de l'énergie, et plus d'appétit de vivre.

92. Trop dévoué, trop gentil

... pour ne pas dire trop « poire ».

• **En se rendant indispensable, pour recevoir en retour par manipulation :** chicorée (*chicory*).

• **En se préoccupant plus des autres que de soi :** marronnier rouge (*red chestnut*).

• **Par gentillesse, sans oser dire non :** centaurée (*centaury*).

En complément parfumé : l'eau de toilette et le gel douche bio Audace renferment les sept fleurs de l'élixir composé Confiance.

93. Troubles de la mémoire

Avant de s'affoler, prendre en compte que la mémoire peut nous jouer des tours en cas de stress, d'anxiété, de fatigue, de choc émotionnel, voire de prise de certains médicaments.

En premier choix : essayer l'élixir composé Concentration (bourgeons de marronnier, charme, chèvrefeuille, clématite, églantine, gnavelle, marronnier blanc).

• **Avec l'âge :** privilégier l'élixir composé Maturité (charme, églantine, hélianthème, marronnier rouge, noyer, tremble).

• **Avec apathie et manque d'intérêt :** églantine (*wild rose*).

• **Par épuisement :** olivier (*olive*).

• **Par rêverie :** clématite (*clematis*).

• **Après un choc :** dame d'onze heures (*star of Bethleem*).

Complément parfumé dans un contexte de fatigue : l'eau de toilette et le gel douche bio Allégresse renferment les fleurs de l'élixir composé Énergie.

94. Troubles du cycle

Pour celles qui souffrent de déséquilibres liés aux variations hormonales.

Élixir composé Féminité (chicorée, gnavelle, mélèze, moutarde, noyer, pommier sauvage, saule).

95. Troubles du transit

Le monde scientifique a établi que notre ventre possédait lui aussi des millions de neurones communiquant avec le cerveau, qui n'est donc pas notre seul maître.

• **Diarrhée d'angoisse liée à une circonstance identifiée :** mimule (*mimulus*).

• **Pendant une période vécue comme éprouvante :** élixir composé Stress (aigremoine, chêne, impatiente, marronnier blanc, pin, pommier sauvage, verveine).

En complément : l'eau de toilette et le gel douche bio Félicité renferment les sept fleurs de l'élixir composé Stress

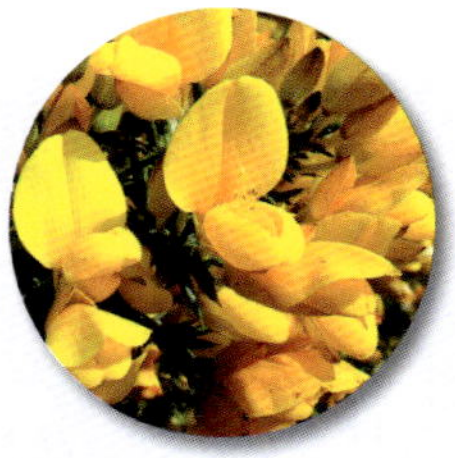

L'ajonc
gorse - Ulex europaeus

Du renoncement à une vision plus positive.

GROUPE « DOUTES ET INCERTITUDES »
L'UNE DES SEPT AIDES POUR LES MAUX CHRONIQUES

L'ajonc (*Ulex europaeus*) qui pousse en masses touffues sur des terrains pauvres éclabousse le paysage de tons jaunes presque phosphorescents. Il démarre sa floraison en automne et la poursuit de longs mois, témoignant d'une énergie durable. Ses épines redoutables égratignent et balafrent dès qu'on s'approche de trop près. Le puissant parfum de ses fleurs, aux notes de vanille et de noix de coco, attire les abeilles au printemps. Il incarne une vigueur quasi sauvage.

Le docteur Bach a choisi l'ajonc pour venir en aide à ceux qui vivent « une perte d'espoir très profonde, ils ont abandonné la croyance que quelque chose puisse être fait pour eux ». L'élixir s'adresse à ceux qui peignent la vie en noir parce qu'ils sont usés par des maladies chroniques, ou par l'échec de nombreux traitements. Ils n'y croient plus. Il en est de même pour ceux qui n'arrivent pas à se tirer de leurs soucis à répétition, chômage, endettement. À ceux qui sont plongés dans une résignation pessimiste, l'ajonc vigoureux redonne de l'espoir et la capacité de trouver du positif même au cœur d'une vie difficile.

96. Vacances (avant de partir)

Décrocher des rythmes quotidiens se prépare pour profiter au mieux du farniente à venir.

• **Pour se préparer au changement de rythme :** noyer (*walnut*).

• **Avec une angoisse floue avant le départ :** tremble (*aspen*).

• **Quand on a peur de prendre l'avion, le train ou la voiture :** mimule (*mimulus*).

• **Avec une sensation d'épuisement avant le départ :** olivier (*olive*). À associer s'il le faut au roll-on ou au parfum d'ambiance Énergie.

• **En éprouvant de l'inquiétude pour des proches dont on va être séparés :** marronnier rouge (*red chestnut*).

☞ (voir également à la rubrique Voyage)

97. Vertige des hauteurs

En haut d'une tour, d'une montagne, etc. la différence de ressenti entre ce que l'œil voit – un horizon vide – et la sensation que les pieds sont bien sur terre peut provoquer des sensations vertigineuses. La peur panique du vide ou acrophobie les amplifie.

En premier choix : élixir composé Urgences, pour contrecarrer l'appel du vide.

• **Peur des hauteurs :** mimule (*mimulus*).

• **Avec sensation de perte d'équilibre :** gnavelle (*scleranthus*).

• **Avec panique :** Hélianthème (*rock rose*)

98. Vieillissement

Si les élixirs ne peuvent arrêter la course du temps, ils aident au moins à mieux l'accepter.

En premier choix en cas de blues lié à l'âge : élixir composé Maturité (charme, églantine, hélianthème, marronnier rouge, noyer, tremble).

• **Avec nostalgie du passé :** chèvrefeuille (*honeysuckle*).

• **Avec des peurs vagues pour l'avenir :** tremble (*aspen*).

• **Avec une résignation triste :** églantine (*wild rose*).

En complément parfumé : l'eau de toilette et le gel douche bio Audace renferment les fleurs de l'élixir composé Confiance.

99. Violence

Les colères ne se concrétisent pas toutes en passage à l'acte violent, mais la violence est souvent fille de la colère.

En premier choix : élixir composé Colère (chicorée, hêtre, houx, impatiente, saule, verveine, vigne) à donner à la personne violente.

Facile d'utilisation : le parfum d'ambiance Conflits (mêmes fleurs que dans l'élixir composé Colère plus cinq huiles essentielles apaisantes : lavandin, géranium rosat, orange douce, petit-grain bigarade, santal) se vaporise pour pacifier une atmosphère tendue.

- **Avec une tendance à la cruauté :** vigne (*vine*).
- **Avec colère et la crainte de passer à l'acte :** prunus (*cherry plum*).

100. Voyage

Des élixirs pour bien partir... et bien revenir.

- **Avant le départ :** élixir composé Voyages (charme, chèvrefeuille, gnavelle, noyer, olivier, orme, tremble), très polyvalent.

« Le bon protocole : commencer à prendre l'élixir composé Voyages une semaine avant le départ, continuer pendant le séjour puis une semaine au retour pour des séjours de moyenne durée, une à deux semaines pour des séjours longs. » (Martine, conseillère en fleurs de Bach)

- **Quand le voyage au loin donne la sensation mal assumée d'aller vers l'inconnu :** noyer (*walnut*).
- **Pour lutter contre le mal des transports :** élixir composé Voyages.
- **Pour lutter contre le décalage horaire :** noyer (*walnut*) ou l'élixir composé Voyages qui en contient.
- **Pour alléger la fatigue du retour :** olivier (*olive*).

En complément parfumé pour rester zen face à la nouveauté : l'eau de toilette et le gel douche bio Harmonie ou le parfum d'ambiance Urgences renferment tous la même composition d'élixirs à l'effet rassurant et protecteur.

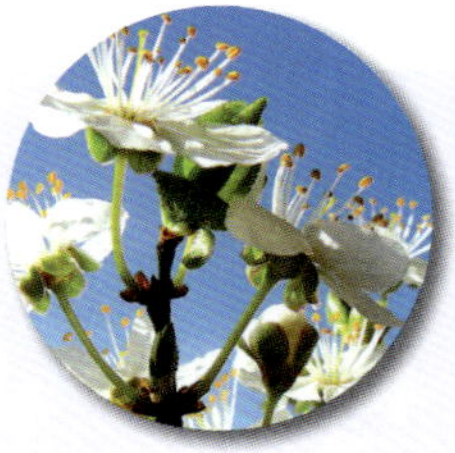

Le prunus
cherry plum - Prunus cerasifera (prunier myrobolan)

De la peur de perdre le contrôle au retour au calme.

GROUPE « PEURS ET INSÉCURITÉ »

Qu'il agrémente les jardins ou qu'il pousse à l'état sauvage, le prunus myrobolan ou prunier cerise (*Prunus cerasifera*) est un petit arbre vigoureux à la croissance rapide. Sa floraison précoce annonce le début du printemps. Il se couvre alors d'un nuage de fleurs immaculées ponctuées de fines étamines dorées. Leur blancheur éclatante qui se détache sur les tons sombres des rameaux dégage une impression de clarté lumineuse. De quoi chasser les idées les plus noires. L'élixir est en effet destiné à ceux qui vivent dans une tension extrême car ils craignent de ne plus pouvoir se contenir. Ils redoutent de laisser exploser leur colère et leurs pulsions destructrices comme s'ils abritaient en eux des monstres prêts à surgir. Cette angoisse de passer à l'acte ou de devenir fou peut accompagner des idées suicidaires. Le remède aide à désamorcer ce que l'on ressent à l'intérieur de soi comme une bombe à retardement et à renouer avec le calme intérieur. « Le prunus chasse toutes les mauvaises idées et donne à celui qui souffre force mentale et confiance », expliquait le docteur Bach qui prépara cet élixir en testant une nouvelle méthode, l'ébullition des fleurs et des jeunes rameaux. Les autres plantes qu'il a sélectionnées par la suite ont été préparées avec cette technique.

Les 38 « fleurs »

Listes en français, (en anglais), en latin ou botanique

- **Aigremoine** *(agrimony) Agrimonia eupatoria ou Agrimonia odorata*
- **Ajonc** *(gorse) Ulex europaeus*
- **Avoine sauvage** *(wild oat) Bromus ramosus*
- **Bourgeons de marronnier** *(chestnut bud) Aesculus hippocastanum*
- **Bruyère** *(heather) Calluna vulgaris*
- **Centaurée** *(centaury) Centaurium umbellatum ou Erythrea centaurium*
- **Charme** *(hornbeam) Carpinus betulus*
- **Châtaignier** *(sweet chestnut) Castanea sativa*
- **Chêne** *(oak) Quercus robur*
- **Chèvrefeuille** *(honeysuckle) Lonicera caprifolium*
- **Chicorée** *(chicory) Cichorium intybus*
- **Clématite** *(clematis) clematis vitalba*
- **Dame d'onze heures** *(star of Bethleem) Ornithogallum umbellatum*
- **Eau de roche** *(rock water) Aqua petra*
- **Églantine** *(wild rose) Rosa canina*
- **Gentiane** *(gentian) Gentianella amarella*
- **Gnavelle annuelle** *(scleranthus) Scleranthus annuus*
- **Hélianthème** *(rock rose) Helianthemum nummularium*
- **Hêtre** *(beech) Fagus sylvatica*
- **Hottonie des marais** *(water violet) Hottonia palustris*
- **Houx** *(holly) Ilex aquifolium*
- **Impatiente** *(impatiens) Impatiens glandulifera*
- **Marronnier blanc** *(white chestnut) Aesculus hippocastanum*
- **Marronnier rouge** *(red chestnut) Aesculus carnea*
- **Mélèze** *(larch) Larix decidua*
- **Mimule** *(mimulus) Mimulus guttatus*
- **Moutarde** *(mustard) Sinapis arvensis*
- **Noyer** *(walnut) Juglans regia*
- **Olivier** *(olive) Olea europaea*
- **Orme** *(elm) Ulmus procera*
- **Pin sylvestre** *(pine) Pinus sylvestris*
- **Plumbago** *(cerato) Ceratostigma willmottiana*
- **Pommier sauvage** *(crab apple) Malus sylvestris*
- **Prunus** *(cherry plum) Prunus cerasifera (prunier myrobolan)*
- **Saule** *(willow) Salix vitellina*
- **Tremble** *(aspen) Populus tremula*
- **Verveine** *(vervain) Verbena officinalis*
- **Vigne** *(vine) Vitis vinifera*

Liste anglais/français

- Agrimony (aigremoine)
- Aspen (tremble)
- Beech (hêtre)
- Centaury (centaurée)
- Cerato (plumbago)
- Cherry plum (prunus)
- Chestnut bud (bourgeons de marronnier)
- Chicory (chicorée)
- Clematis (clématite)
- Crab apple (pommier sauvage)
- Elm (orme)
- Gentian (gentiane)
- Gorse (ajonc)
- Heather (bruyère)
- Holly (houx)
- Honeysuckle (chèvrefeuille)
- Hornbeam (charme)
- Impatiens (impatiente)
- Larch (mélèze)
- Mimulus (mimule)
- Mustard (moutarde)
- Oak (chêne)
- Olive (olivier)
- Pine (pin)
- Red chestnut (marronnier rouge)
- Rock rose (hélianthème)
- Rock water (eau de roche)
- Scleranthus (gnavelle)
- Star of Bethleem (dame d'onze heures)
- Sweet chestnut (châtaignier)
- Vervain (verveine)
- Vine (vigne)
- Walnut (noyer)
- Water violet (hottonie des marais)
- White chestnut (marronnier blanc)
- Wild oat (avoine sauvage)
- Wild rose (églantine)
- Willow (saule)

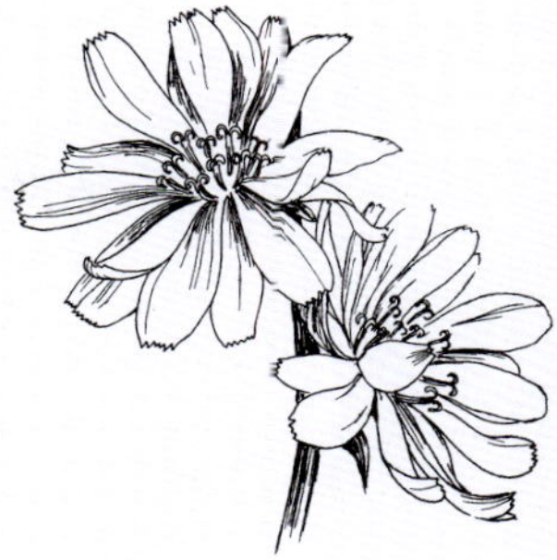

La Guilde des Fleurs de Bach

La Guilde des Fleurs de Bach réunit plusieurs producteurs d'élixirs floraux européens et veille à instaurer un standard de qualité, d'éthique et d'authenticité dans la méthode de préparation des élixirs. Un label « Méthode Originale du Dr Bach » atteste la qualité. Les producteurs qui l'arborent sur leurs produits respectent les conditions suivantes :

ARTICLE 1 : Toutes les essences-mères de nos élixirs sont préparées artisanalement, en suivant scrupuleusement la méthode originale décrite par le Dr Bach dans ses écrits (solarisation en bol ou ébullition artisanale).

ARTICLE 2 : Nous refusons d'additionner de l'alcool industriel (éthanol, etc.) à nos essences.

ARTICLE 3 : Ainsi que le préconisait le Dr Bach, nous n'employons que du Brandy Bio comme conservateur tant pour les essences-mères, que pour les élixirs.

ARTICLE 4 : La dilution d'essence-mère est de 1/250, jamais moins.

ARTICLE 5 : Nous ne produisons nos élixirs qu'à partir de fleurs sauvages, cueillies en pleine nature. Nous ne les cultivons pas.

ARTICLE 6 : Nos sites de cueillette sont des espaces naturels hautement préservés et rigoureusement contrôlés par Ecocert (qui certifie également que nos produits sont BIO).

Nous ne pratiquons aucun test sur les animaux.

Conformément à la Directive 2003/15/CE du 27/02/03 (7e amendement) modifiant la directive cosmétique 76/768/CEE : • Les produits cosmétiques ne font l'objet d'aucun test sur les animaux. • Les ingrédients cosmétiques utilisés pour la formulation des produits cosmétiques n'ont fait l'objet d'aucun test sur les animaux suite à la modification de la réglementation européenne. Certification Bio. Pour la fabrication de nos Élixirs unitaires, Élixirs composés et de la gamme Urgences, nous nous conformons aux règlements officiels de l'Agriculture Biologique et sommes contrôlés par Ecocert, organisme de contrôle agréé par les pouvoirs publics. Cette certification garantit : • Au minimum 95 % de produits d'origine agricole biologique • Le respect de la réglementation et du contrôle bio en vigueur en France.

Quatre sociétés adhèrent à cette Guilde :

Elixirs & Co fondé par Gérard Wolf (F), Healing Herbs par Julian Barnard (GB), Sun Essences par Vivien Williamson (GB) et Plantivore par Maurice Leroy (F).

Formules et présentation
des élixirs composés disponibles chez Elixirs & co

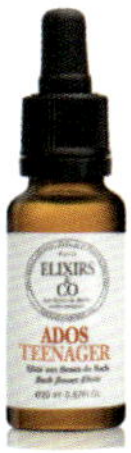

- **Ados** (avoine sauvage, houx, gentiane, mélèze, mimule, impatiente, vigne) : en flacon compte-gouttes.

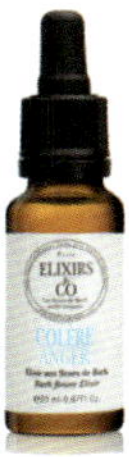

- **Colère** (chicorée, hêtre, houx, impatiente, saule, verveine, vigne) : en flacon compte-gouttes. Composé présent dans le parfum d'ambiance et la brume de bien-être Conflits.

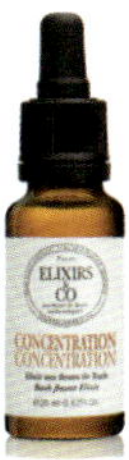

- **Concentration** (bourgeons de marronnier, charme, chèvrefeuille, clématite, églantine, gnavelle, marronnier blanc) : en flacon compte-gouttes.

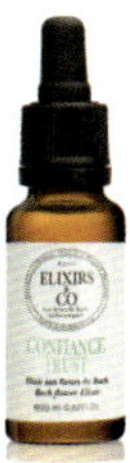

- **Confiance** (avoine sauvage, centaurée, gentiane, gnavelle, orme, mélèze, plumbago) : en flacon compte-gouttes. Composé présent dans l'eau de toilette et le gel douche bio Audace.

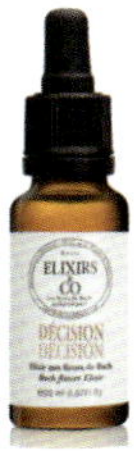

- **Décision** (avoine sauvage, charme, églantine, gnavelle, mimule, noyer, plumbago) : en flacon compte-gouttes.

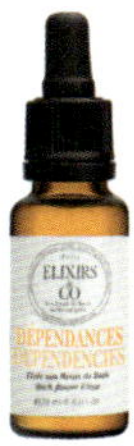

- **Dépendances** (aigremoine, bourgeons de marronnier, centaurée, chicorée, noyer, pommier sauvage, prunus) : en flacon compte-gouttes.

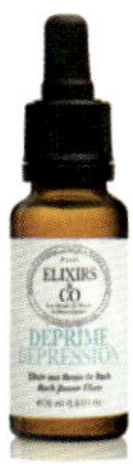

- **Déprime** (ajonc, châtaignier, dame d'onze heures, églantine, gentiane, moutarde, saule) : en flacon compte-gouttes. Composé présent dans le roll-on Déprime.

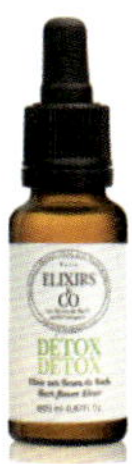

- **Détox** (aigremoine, eau de roche, orme, olivier, pommier sauvage, verveine) en flacon compte-gouttes.

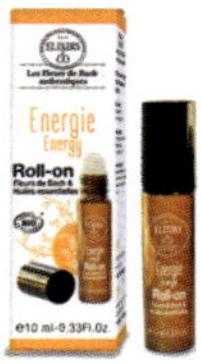

- **Énergie** (centaurée, charme, chêne, églantine, olivier) : élixir composé, en flacon compte-gouttes et en spray. Mélange présent dans le roll-on Énergie, dans l'eau de toilette et le gel douche bio Allégresse, dans la brume de bien-être et le parfum d'ambiance Énergie.

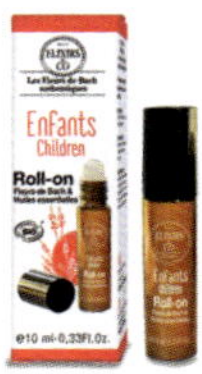

- **Enfants** (impatiente, dame d'onze heures, houx, saule, verveine) : composé présent dans le roll-on Enfants, le parfum d'ambiance et la brume de bien-être Enfants, les pastilles Enfant calme.

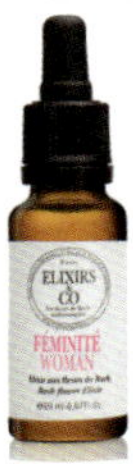

- **Féminité** (chicorée, gnavelle, mélèze, moutarde, noyer, pommier sauvage, saule) : en flacon compte-gouttes.

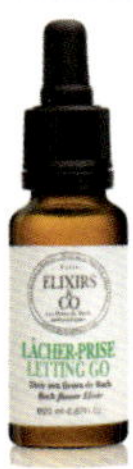

- **Lâcher-prise** (chicorée, eau de roche, hêtre, hottonie des marais, houx, saule, vigne) : en flacon compte-gouttes.

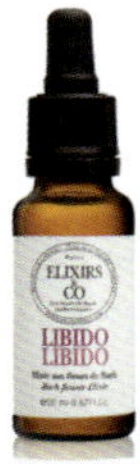

- **Libido** (charme, églantine, gentiane, impatiente, mélèze, pin, pommier sauvage) : en flacon compte-gouttes.

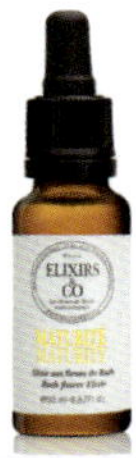

- **Maturité** (charme, églantine, hélianthème, marronnier rouge, noyer, tremble) : en flacon compte-gouttes.

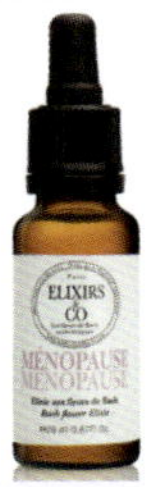

- **Ménopause** (chèvrefeuille, gnavelle, mélèze, noyer, orme, plumbago) : en flacon compte-gouttes, composé présent dans le roll-on Ménopause.

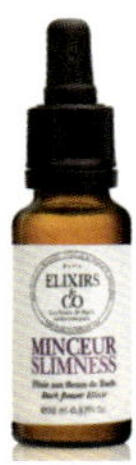

- **Minceur** (bruyère, centaurée, chicorée, eau de roche, plumbago, prunus, verveine) : en flacon compte-gouttes, composé présent dans le roll-on Minceur.

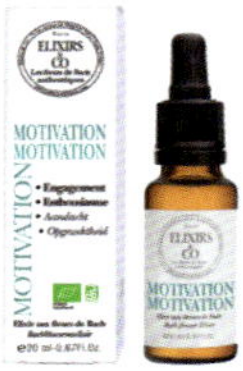

- **Motivation** (églantine, aigremoine, clématite, orme, ajonc, charme, chèvrefeuille) : en flacon compte-gouttes.

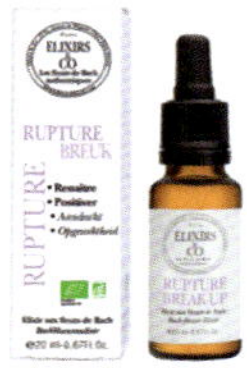

- **Rupture** (dame d'onze heures, houx, pin, noyer, avoine sauvage, chèvrefeuille, mélèze) : en flacon compte-gouttes.

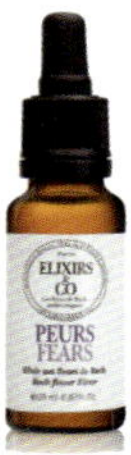

- **Peurs** (aigremoine, bruyère, hélianthème, marronnier rouge, mimule, prunus, tremble) : en flacon compte-gouttes.

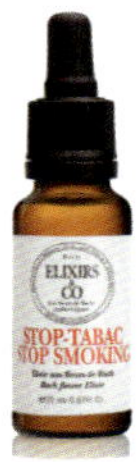

- **Stop-tabac** (aigremoine, bourgeons de marronnier, centaurée, impatiente, noyer, orme, prunus) : en flacon compte-gouttes.

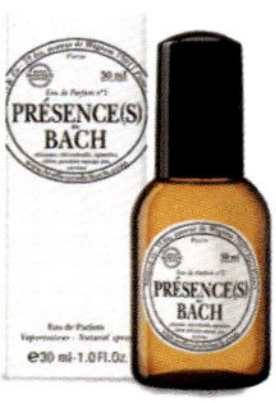

- **Présence(s)** (verveine, clématite, églantine, chèvrefeuille, pin, chêne, pommier sauvage) : composé présent dans l'eau de parfum Présence(s) et dans les quatre autres produits de la gamme Présence(s), savon, sels de bains, baume corporel et crème bain douche.

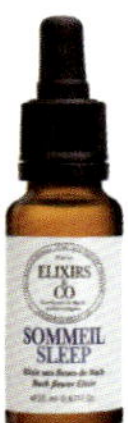

- **Sommeil** (dame d'onze heures, marronnier blanc, marronnier rouge, verveine, tremble) : en flacon compte-gouttes, composé présent dans le roll-on Sommeil, dans la brume de bien-être et le parfum d'ambiance Sommeil.

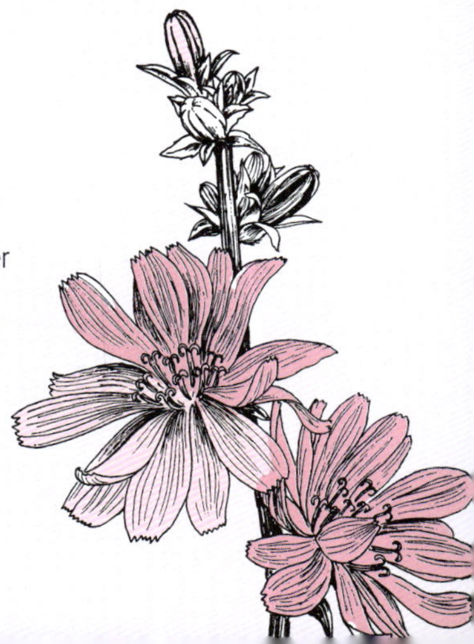

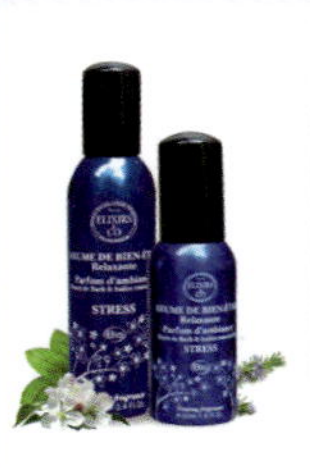

🔹 **Stress** (aigremoine, chêne, impatiente, marronnier blanc, pin, pommier sauvage, verveine) : en flacon compte-gouttes et en spray. Composé présent dans les pastilles Anti-Stress, le roll-on Stress, la brume de bien-être et le parfum d'ambiance Stress, l'eau de toilette et le gel douche bio Félicité ainsi que la ligne de soins bio anti-stress (six soins pour le visage et quatre soins pour le corps).

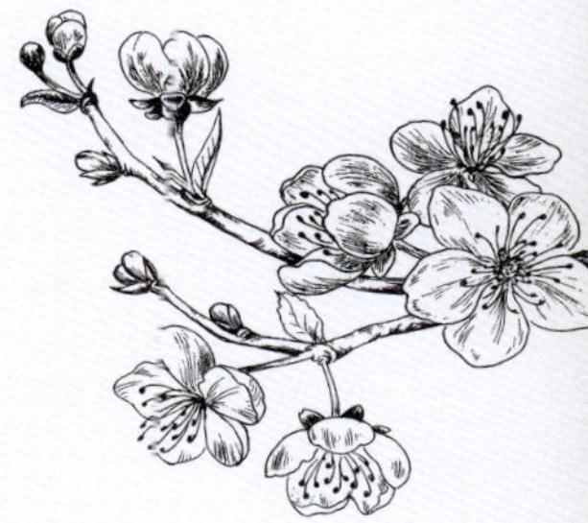

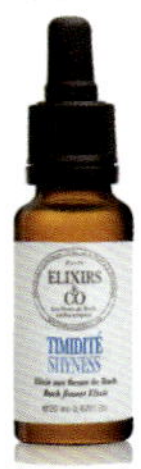

🔹 **Timidité** (aigremoine, bruyère, mélèze, mimule, marronnier rouge, noyer, plumbago) : en flacon compte-gouttes.

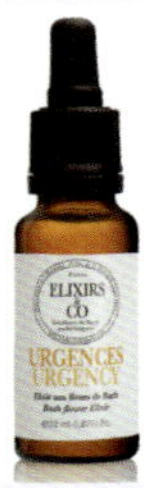

🔹 **Urgences** (clématite, dame d'onze heures, gnavelle, hélianthème, impatiente, pommier sauvage, prunus) : en flacon compte-gouttes et en spray, composé présent dans les pastilles Urgences, le roll-on Urgences, la crème SOS, la brume de bien-être et le parfum d'ambiance Urgences, l'eau de toilette et le gel douche bio Harmonie.

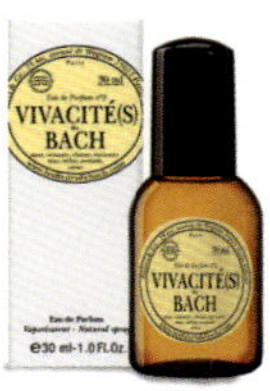

🔹 **Vivacité(s)** (ajonc, centaurée, charme, marronnier blanc, olivier, mélèze, moutarde) : mélange présent dans l'eau de parfum Vivacité(s) et les quatre autres produits de la gamme Vivacité(s) : sels de bain, savon, baume pour le corps et gel douche.

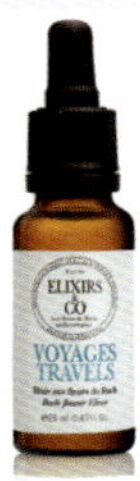

🔹 **Voyages** (charme, chèvrefeuille, gnavelle, noyer, olivier, orme, tremble) : en flacon compte-gouttes.

Index

Bibliographie

Stephan Ball : *Le guide des fleurs de Bach*
(Larousse poche)

Philip M. Chancellor : *Manuel des fleurs guérisseuses du Dr Bach*
(Le courrier du livre)

Paul Ferris : *Le guide des fleurs de Bach*
(poche Marabout)

Dr Alain Horvilleur : *Fleurs de Bach et homéopathie, le duo gagnant*
(Testez éditions)

Christine Wilwood : *Les remèdes floraux du Dr Bach*
(ed. du Rocher)

Pour aller plus loin

Julian Barnard : *Sur les traces du Dr Bach*
(Ulmus ltd)

Dietmar Kramer Helmut Wild :
Nouvelles Thérapies avec les fleurs de Bach
(Ulmus)

Ricardo Orozco : *Fleurs de Bach, savoir les utiliser en applications locales*
(éditions Médicis)

Mechthild Scheffer : *Manuel complet des quintessences florales du Dr Edward Bach*
(Courrier du livre)

Nora Weeks : *Les découvertes médicales d'Edward Bach, médecin*
(Le grand livre du mois)

Sites internet et adresses utiles

Le site très bien renseigné d'Elixirs &Co.
www.lesfleursdebach.com

Pour tout savoir en vidéo : les conférences de Julian Barnard en anglais, sous-titrées en français.
http://www.bacheducationalresource.org/fr/

Crédits photographiques : toutes les photos sont de © Elixirs & co.
Crédits illustrations : Shutterstock.com : p. 11, 21, 22, 36, 43, 48, 73, 75, 77, 97, 102, 121, 124 © Nata K. Art, p. 15, 58, 79, 125 © umiko, p. 16, 71 © Nadezhda Molkentin, p. 27 © Hein Nouwens.

Direction d'édition : Thierry Lamarre - Édition : Adeline Lobut - Textes : Martine Azoulai - Correction-révision : Isabelle Misery - Conception graphique et mise en pages : Either studio - Couverture : Either studio
Éditions MARIE CLAIRE - Publiées par Société d'Information et de Créations - SIC
Une société de Marie Claire Album - 10, bd des Frères Voisin 92792 Issy-les-Moulineaux Cedex 9 - France - Tél. 01 41 46 88 88 - RCS Nanterre 302 114 509 - Sarl au capital de 3 822 000 euros

ISBN : 979-10-323-0029-9
N° Éditeur : 38369
Imprimé par G. Canale & C., Roumanie
Dépôt légal : septembre 2016.

www.editionsmarieclaire.com